最新改訂版 計算いらず
コレステロール・中性脂肪対策の
おいしいレシピ

監修〉千葉大学大学院教授
横手幸太郎

料理〉管理栄養士・料理研究家
金丸絵里加

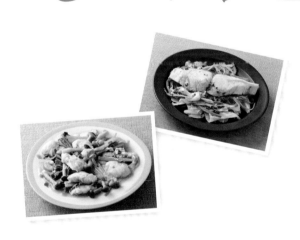

Gakken

健康診断の結果、「コレステロール値が高い」「中性脂肪値が高い」といわれても、症状がないので、ピンとこない人が多いのではないでしょうか。

コレステロールも中性脂肪も血液中に含まれる脂質で、コレステロールは体をつくるうえで欠かせない材料のひとつ、中性脂肪は体のエネルギー源として利用されるものです。悪者のように思われていますが、本来はそうではありません。ただ、食生活など生活習慣の乱れが続き、血中脂質のバランスがくずれると、この動脈硬化が進みやすく、血流が悪くなったり、血管が詰まりやすくなったりしてしまいると、この動脈硬化が進みやすく、血流が悪くなったり、血管が詰まりやすくなったりしてしまうことが問題なのです。

コレステロール値、中性脂肪値とも、薬に頼らずに、食事や運動といった生活習慣の改善でよくなることが少なくありません。コレステロール値は摂取する飽和脂肪（酸）やコレステロールの量を抑える、中性脂肪値は適切な摂取エネルギー量を守り、糖質をとりすぎない食生活にするとよくなります。しかし、これらを考慮しながら毎日の食事をバランスよく作るのは、なかなか大変です。

本書では、「適正エネルギー摂取量を守る」「主食を一定量にする」「余分な油を使わず、コレステロール値や中性脂肪値を抑える効果がある食材がとれる」レシピを紹介しています。どのレシピもエネルギー、脂質、塩分は控えめですが、ごはんや肉、スイーツを楽しむことができます。血管を守り、健康で長生きするためにも、コレステロール値や中性脂肪値の改善を始めましょう。

千葉大学大学院教授　横手幸太郎

おいしく続けられる**4**つのポイント

コレステロールや中性脂肪対策の食事では、エネルギー、塩分、油脂のとりすぎに注意が必要ですが、毎日続けていくためには、おいしく食べられることが大切です。本書のレシピは、無理なく、おいしく続けられるための工夫がいっぱいです。

1 エネルギー摂取量に応じて選べる！2段階の分量を紹介

エネルギー量が上がりがちな主菜やごはんもの、麺類などは、1日に摂取できるエネルギー量に合わせて、2段階から分量を選べるので、計算いらず。また、肉を少なく感じさせない調理の工夫が満載です。

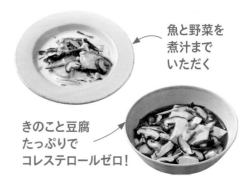

魚と野菜を煮汁までいただく

きのこと豆腐たっぷりでコレステロールゼロ！

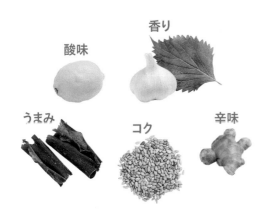

香り
酸味
うまみ
コク
辛味

2 うまみや酸味、コクをきかせて減塩、減油脂でももの足りなさゼロ

コレステロール値や中性脂肪値が高くなる原因は、食べすぎ、飲みすぎによる肥満と、油脂のとりすぎ。肥満は高血圧を引き起こします。肥満や高血圧を防ぐには、減塩と減油脂が不可欠です。でも、単に塩分や油分を減らしてしまうだけではもの足りなさを感じ、挫折してしまうことも。この本のレシピは、うまみや酸味、辛み、香り、コクなどをきかせているため、薄味でも、油分が少なくても、おいしく食べられます。

3 献立作りに悩んだら、おすすめ献立例をまねするだけ！

組み合わせに迷ったら、主菜や主食レシピページで紹介しているおすすめ献立例を見れば、計算をいっさいせずに、バラエティ豊かな献立が完成します。「まねして安心の30献立」（P8）では、主要な30献立を紹介。また、巻末の「エネルギー量順索引」を使えば、エネルギーが高い主菜には、エネルギーが低い副菜を、というように、エネルギー量から献立を考えやすくなります。

4 低エネルギー副菜&汁ものでエネルギーの調整もラクラク！

肥満を解消することが、コレステロール値や中性脂肪値の改善には不可欠です。それには、できるだけ塩分が低く、低エネルギーの副菜や汁ものを追加するのがおすすめです。本書では、塩分やコレステロールを抑えたおいしい副菜やおいしい汁ものを紹介しています。

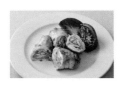
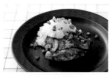

CONTENTS

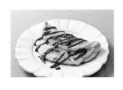
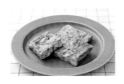
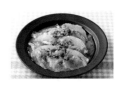

PART 2

副菜レシピ

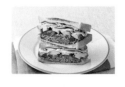
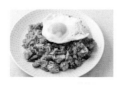
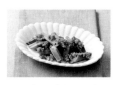

PART 3

ごはんもの・麺・パンレシピ

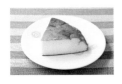
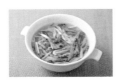
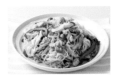

まねして安心の30献立

本書のレシピを組み合わせた、おすすめの献立例を紹介します。
毎日の夕食のほか、朝食や昼食に取り入れてもOKです。

献立のポイント

エネルギー量は体格に合わせて設定する

適正エネルギー摂取量は、自分の身長から割り出すことができます（P14参照）。本書では、1日の適正エネルギー摂取量は1200〜1500kcalと1600〜1800kcalを想定し、1食あたりのエネルギーをそれぞれ500kcal前後、600kcal前後に設定しています。

塩分は1献立2g前後に

コレステロールや中性脂肪が高いと、1日の塩分摂取の目標量を6g未満にするように、医師や栄養士から指導があります。本書も1献立の塩分は2g前後に設定しています。もの足りなく感じることがないよう、うまみやコクをきかせたレシピになっています。

このページの見方

主菜
なすのおろし
ハンバーグ (P24)

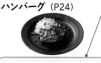

| 1日1200〜1500kcalの人 | 209kcal |
| 1日1600〜1800kcalの人 | 243kcal |

主菜やごはんもの、麺類などのエネルギー量は2段階

高エネルギーになりがちな主菜やごはんものなどは、1日の適正エネルギー摂取量が1200〜1500kcalの人の場合、1600〜1800kcalの人の場合の2段階に分けて表示しています。

主食

| 1日1200〜1500kcalの人 | 1日1600〜1800kcalの人 |
| ごはん 120g 188kcal | ごはん 150g 234kcal |

主食は1日にとれる適正エネルギー摂取量に応じて選ぶ

ごはんは、1日の適正エネルギー摂取量が、1200〜1500kcalなら120g、1600〜1800kcalなら150gを基本にしています。コレステロール、塩分は0mg、脂質量は120gあたり0.4g、150gあたり0.5gです。

献立2

主菜	副菜	汁もの
たっぷり野菜のえびチリ (P28)	アボカドとほうれん草のしらすあえ (P106)	もやしとにらのザーサイスープ (P133)
	64kcal	21kcal

| 1日1200〜1500kcalの人 | 185kcal |
| 1日1600〜1800kcalの人 | 202kcal |

主食

| 1日1200〜1500kcalの人 | 1日1600〜1800kcalの人 |
| ごはん 120g 188kcal | ごはん 150g 234kcal |

●この献立の栄養価

1日1200〜1500kcalの人		1日1600〜1800kcalの人	
エネルギー	458kcal	エネルギー	521kcal
塩分	2.5g	塩分	2.5g
脂質	10.6g	脂質	11.8g
コレステロール	144mg	コレステロール	160mg

献立1

主菜	副菜	汁もの
なすのおろしハンバーグ (P24)	オクラのゼリーよせ (P96)	かぶのポタージュ (P136)
	40kcal	33kcal

| 1日1200〜1500kcalの人 | 209kcal |
| 1日1600〜1800kcalの人 | 243kcal |

主食

| 1日1200〜1500kcalの人 | 1日1600〜1800kcalの人 |
| ごはん 120g 188kcal | ごはん 150g 234kcal |

●この献立の栄養価

1日1200〜1500kcalの人		1日1600〜1800kcalの人	
エネルギー	470kcal	エネルギー	550kcal
塩分	2.4g	塩分	2.6g
脂質	16.7g	脂質	19.1g
コレステロール	103mg	コレステロール	109mg

献立4

主菜	副菜	汁もの
あじのつみれ焼き (P56)	パプリカのごま酢あえ (P102)	油揚げと切り干し大根のみそ汁 (P139)

 58kcal

 42kcal

| 1日1200～1500kcalの人 | 165kcal |
| 1日1600～1800kcalの人 | 193kcal |

主食
1日1200～1500kcalの人	1日1600～1800kcalの人
ごはん 120g 188kcal	ごはん 150g 234kcal

●この献立の栄養価

	1日1200～1500kcalの人		1日1600～1800kcalの人
エネルギー	453kcal	エネルギー	527kcal
塩分	2.4g	塩分	2.4g
脂質	12.9g	脂質	14.7g
コレステロール	54mg	コレステロール	62mg

献立3

主菜	副菜	汁もの
牛肉のオイスターソース炒め (P41)	わかめと切り干し大根の中華サラダ (P99)	根菜汁 (P137)

 39kcal

42kcal

| 1日1200～1500kcalの人 | 177kcal |
| 1日1600～1800kcalの人 | 193kcal |

主食
1日1200～1500kcalの人	1日1600～1800kcalの人
ごはん 120g 188kcal	ごはん 150g 234kcal

●この献立の栄養価

	1日1200～1500kcalの人		1日1600～1800kcalの人
エネルギー	446kcal	エネルギー	508kcal
塩分	2.3g	塩分	2.5g
脂質	13.5g	脂質	14.5g
コレステロール	44mg	コレステロール	50mg

献立6

主菜	副菜	汁もの
ポークソテー (P33)	ごぼうとにんじんの炒め煮 (P91)	かぼちゃとひじきのみそ汁 (P139)

 63kcal

41kcal

| 1日1200～1500kcalの人 | 186kcal |
| 1日1600～1800kcalの人 | 213kcal |

主食
1日1200～1500kcalの人	1日1600～1800kcalの人
ごはん 120g 188kcal	ごはん 150g 234kcal

●この献立の栄養価

	1日1200～1500kcalの人		1日1600～1800kcalの人
エネルギー	478kcal	エネルギー	551kcal
塩分	2.1g	塩分	2.3g
脂質	15.6g	脂質	17.7g
コレステロール	34mg	コレステロール	37mg

献立5

主菜	副菜	汁もの
豆腐の中華風うま煮 (P75)	切り昆布ともやし、にらのナムル (P98)	焼きねぎと三つ葉のすまし汁 (P137)

 42kcal

34kcal

| 1日1200～1500kcalの人 | 174kcal |
| 1日1600～1800kcalの人 | 202kcal |

主食
1日1200～1500kcalの人	1日1600～1800kcalの人
ごはん 120g 188kcal	ごはん 150g 234kcal

●この献立の栄養価

	1日1200～1500kcalの人		1日1600～1800kcalの人
エネルギー	438kcal	エネルギー	512kcal
塩分	2.6g	塩分	2.6g
脂質	17.1g	脂質	18.9g
コレステロール	1mg	コレステロール	1mg

献立8

主菜	副菜
三色そぼろのおにぎらず (P117)	ごぼうのトマトきんぴら (P90)

67kcal

汁もの
ツナのみぞれ汁 (P138)

29kcal

| 1日1200～1500kcalの人 | 399kcal |
| 1日1600～1800kcalの人 | 423kcal |

●この献立の栄養価

	1日1200～1500kcalの人		1日1600～1800kcalの人
エネルギー	495kcal	エネルギー	519kcal
塩分	2.4g	塩分	2.4g
脂質	10.9g	脂質	11.5g
コレステロール	136mg	コレステロール	140mg

献立7

主菜	副菜	汁もの
豆腐入り卵のにらあんかけ (P85)	長いもの酢じょうゆ炒め (P107)	きゅうりとキムチのスープ (P135)

67kcal

26kcal

| 1日1200～1500kcalの人 | 176kcal |
| 1日1600～1800kcalの人 | 212kcal |

主食
1日1200～1500kcalの人	1日1600～1800kcalの人
ごはん 120g 188kcal	ごはん 150g 234kcal

●この献立の栄養価

	1日1200～1500kcalの人		1日1600～1800kcalの人
エネルギー	457kcal	エネルギー	539kcal
塩分	2.5g	塩分	2.5g
脂質	16.5g	脂質	19.2g
コレステロール	185mg	コレステロール	278mg

献立10

主菜	副菜	汁もの
ぶりのタンドリーソテー (P59)	きのこのピクルス (P95)	かぶのポタージュ (P136)

副菜 50kcal 　汁もの 33kcal

1日1200〜1500kcalの人 179kcal
1日1600〜1800kcalの人 205kcal

主食
1日1200〜1500kcalの人 ごはん 120g 188kcal
1日1600〜1800kcalの人 ごはん 150g 234kcal

◉この献立の栄養価

	1日1200〜1500kcalの人	1日1600〜1800kcalの人
エネルギー	450kcal	522kcal
塩分	2.3g	2.3g
脂質	17.6g	19.5g
コレステロール	38mg	45mg

献立9

主菜	副菜	汁もの
牛しゃぶサラダ (P22)	オクラと桜えびの 煮びたし (P97)	きゅうりとキムチの スープ (P135)

副菜 38kcal 　汁もの 26kcal

1日1200〜1500kcalの人 184kcal
1日1600〜1800kcalの人 206kcal

主食
1日1200〜1500kcalの人 ごはん 120g 188kcal
1日1600〜1800kcalの人 ごはん 150g 234kcal

◉この献立の栄養価

	1日1200〜1500kcalの人	1日1600〜1800kcalの人
エネルギー	436kcal	504kcal
塩分	2.6g	2.6g
脂質	16.1g	17.9g
コレステロール	71mg	78mg

献立12

主菜	副菜	副菜
さけとほうれん草の クリーム煮 (P26)	パプリカとズッキーニ のペペロンチーノ炒め (P103)	ブロッコリーのトマト マリネ (P92)

副菜 45kcal 　副菜 51kcal

1日1200〜1500kcalの人 183kcal
1日1600〜1800kcalの人 213kcal

主食
1日1200〜1500kcalの人 ごはん 120g 188kcal
1日1600〜1800kcalの人 ごはん 150g 234kcal

◉この献立の栄養価

	1日1200〜1500kcalの人	1日1600〜1800kcalの人
エネルギー	467kcal	543kcal
塩分	2.4g	2.4g
脂質	11.3g	12.9g
コレステロール	51mg	57mg

献立11

主菜	副菜	汁もの
蒸し酢豚 (P25)	焼ききのこのおろし きゅうりあえ (P94)	焼きねぎと三つ葉の すまし汁 (P137)

副菜 42kcal 　汁もの 34kcal

1日1200〜1500kcalの人 184kcal
1日1600〜1800kcalの人 210kcal

主食
1日1200〜1500kcalの人 ごはん 120g 188kcal
1日1600〜1800kcalの人 ごはん 150g 234kcal

◉この献立の栄養価

	1日1200〜1500kcalの人	1日1600〜1800kcalの人
エネルギー	448kcal	520kcal
塩分	2.5g	2.6g
脂質	7.4g	8.0g
コレステロール	46mg	55mg

献立14

主菜	副菜	汁もの
なすと鶏団子の煮物 (P53)	ひじきとごぼうの サラダ (P90)	たっぷりしょうがの しじみ汁 (P138)

  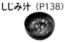

副菜 55kcal 　汁もの 28kcal

1日1200〜1500kcalの人 173kcal
1日1600〜1800kcalの人 192kcal

主食
1日1200〜1500kcalの人 ごはん 120g 188kcal
1日1600〜1800kcalの人 ごはん 150g 234kcal

◉この献立の栄養価

	1日1200〜1500kcalの人	1日1600〜1800kcalの人
エネルギー	444kcal	509kcal
塩分	2.2g	2.2g
脂質	8.5g	9.7g
コレステロール	91mg	98mg

献立13

主菜	副菜	汁もの
さけときのこのホイル 焼き (P63)	オクラの青のり たらこあえ (P96)	のりスープ (P135)

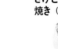

副菜 44kcal 　汁もの 14kcal

1日1200〜1500kcalの人 185kcal
1日1600〜1800kcalの人 203kcal

主食
1日1200〜1500kcalの人 ごはん 120g 188kcal
1日1600〜1800kcalの人 ごはん 150g 234kcal

◉この献立の栄養価

	1日1200〜1500kcalの人	1日1600〜1800kcalの人
エネルギー	431kcal	495kcal
塩分	2.1g	2.4g
脂質	9.8g	10.9g
コレステロール	119mg	124mg

献立16

主菜	副菜	副菜
厚揚げとなすのおろし煮 (P80)	オクラののり炒め (P97)	長いものとろろ 昆布あえ (P107)
	43kcal	41kcal

| 1日1200～
1500kcalの人 | 189kcal |
| 1日1600～
1800kcalの人 | 203kcal |

主食

1日1200～ 1500kcalの人	1日1600～ 1800kcalの人
ごはん 120g 188kcal	ごはん 150g 234kcal

◆この献立の栄養価

	1日1200～1500kcalの人		1日1600～1800kcalの人
エネルギー	461kcal	エネルギー	521kcal
塩分	2.1g	塩分	2.1g
脂質	15.6g	脂質	16.9g
コレステロール	1mg	コレステロール	1mg

献立15

主菜	副菜	汁もの
かれいの煮つけ (P27)	れんこんのマーマレー ドなます (P101)	レタスとミニトマトの コンソメスープ(P133)
	61kcal	20kcal

| 1日1200～
1500kcalの人 | 179kcal |
| 1日1600～
1800kcalの人 | 199kcal |

主食

1日1200～ 1500kcalの人	1日1600～ 1800kcalの人
ごはん 120g 188kcal	ごはん 150g 234kcal

◆この献立の栄養価

	1日1200～1500kcalの人		1日1600～1800kcalの人
エネルギー	448kcal	エネルギー	514kcal
塩分	2.4g	塩分	2.4g
脂質	7.3g	脂質	8.0g
コレステロール	108mg	コレステロール	120mg

献立18

主菜	副菜	汁もの
肉詰めしいたけの あんかけ (P40)	パプリカのきな粉 あえ (P103)	水菜と桜えびの スープ (P132)
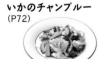		
	43kcal	41kcal

| 1日1200～
1500kcalの人 | 179kcal |
| 1日1600～
1800kcalの人 | 202kcal |

主食

1日1200～ 1500kcalの人	1日1600～ 1800kcalの人
ごはん 120g 188kcal	ごはん 150g 234kcal

◆この献立の栄養価

	1日1200～1500kcalの人		1日1600～1800kcalの人
エネルギー	451kcal	エネルギー	520kcal
塩分	2.4g	塩分	2.4g
脂質	10.4g	脂質	11.8g
コレステロール	69mg	コレステロール	72mg

献立17

主菜	デザート
豚野菜みそラーメン (P124)	オレンジゼリー (P143)
	32kcal

野菜たっぷりの麺類は
副菜・汁ものいらず

| 1日1200～
1500kcalの人 | 369kcal |
| 1日1600～
1800kcalの人 | 414kcal |

◆この献立の栄養価

	1日1200～1500kcalの人		1日1600～1800kcalの人
エネルギー	401kcal	エネルギー	446kcal
塩分	1.5g	塩分	1.5g
脂質	8.6g	脂質	7.9g
コレステロール	48mg	コレステロール	41mg

献立20

主菜	副菜	副菜
いかのチャンプルー (P72)	アボカドもずく酢 (P106)	オクラと桜えびの 煮びたし (P97)

	68kcal	38kcal

| 1日1200～
1500kcalの人 | 163kcal |
| 1日1600～
1800kcalの人 | 170kcal |

主食

1日1200～ 1500kcalの人	1日1600～ 1800kcalの人
ごはん 120g 188kcal	ごはん 150g 234kcal

◆この献立の栄養価

	1日1200～1500kcalの人		1日1600～1800kcalの人
エネルギー	457kcal	エネルギー	510kcal
塩分	2.4g	塩分	2.5g
脂質	12.9g	脂質	13.1g
コレステロール	229mg	コレステロール	254mg

献立19

主菜	副菜	汁もの
豆腐鶏つくねの 梅照り焼き (P47)	れんこんのみそあえ (P100)	油揚げと切り干し大根 のみそ汁 (P139)
	56kcal	42kcal

| 1日1200～
1500kcalの人 | 185kcal |
| 1日1600～
1800kcalの人 | 205kcal |

主食

1日1200～ 1500kcalの人	1日1600～ 1800kcalの人
ごはん 120g 188kcal	ごはん 150g 234kcal

◆この献立の栄養価

	1日1200～1500kcalの人		1日1600～1800kcalの人
エネルギー	471kcal	エネルギー	537kcal
塩分	2.4g	塩分	2.4g
脂質	9.0g	脂質	10.8g
コレステロール	36mg	コレステロール	36mg

献立22

主菜
和風あんかけ
オムライス (P111)

| 1日1200～1500kcalの人 | 429kcal |
| 1日1600～1800kcalの人 | 486kcal |

副菜
アボカドもずく酢 (P106)

68kcal

> ごはんものは
> 昼食にもおすすめ

◎この献立の栄養価

1日1200～1500kcalの人		1日1600～1800kcalの人	
エネルギー	497kcal	エネルギー	554kcal
塩分	2.1g	塩分	2.1g
脂質	21.7g	脂質	24.0g
コレステロール	217mg	コレステロール	225mg

献立21

主菜
肉豆腐 (P30)

| 1日1200～1500kcalの人 | 183kcal |
| 1日1600～1800kcalの人 | 218kcal |

副菜
長いものとろろ昆布
あえ (P107)

41kcal

汁もの
油揚げと切り干し大根
のみそ汁 (P139)

42kcal

主食
1日1200～1500kcalの人	1日1600～1800kcalの人
ごはん 120g 188kcal	ごはん 150g 234kcal

◎この献立の栄養価

1日1200～1500kcalの人		1日1600～1800kcalの人	
エネルギー	454kcal	エネルギー	535kcal
塩分	2.2g	塩分	2.5g
脂質	10.6g	脂質	12.7g
コレステロール	37mg	コレステロール	44mg

献立24

主菜
豆腐とキャベツの
お好み焼き (P123)

| 1日1200～1500kcalの人 | 412kcal |
| 1日1600～1800kcalの人 | 472kcal |

副菜
こんにゃくの高菜炒め (P105)

31kcal

汁もの
きゅうりとキムチのスープ (P135)

26kcal

◎この献立の栄養価

1日1200～1500kcalの人		1日1600～1800kcalの人	
エネルギー	469kcal	エネルギー	529kcal
塩分	2.6g	塩分	2.6g
脂質	19.8g	脂質	21.6g
コレステロール	146mg	コレステロール	149mg

献立23

主菜
ひよこ豆のトマト
ミルクシチュー (P82)

| 1日1200～1500kcalの人 | 175kcal |
| 1日1600～1800kcalの人 | 193kcal |

副菜
パプリカとズッキーニ
のペペロンチーノ炒め
(P103)

45kcal

副菜
じゃがいものきのこ
サラダ (P94)

56kcal

主食
1日1200～1500kcalの人	1日1600～1800kcalの人
ごはん 120g 188kcal	ごはん 150g 234kcal

◎この献立の栄養価

1日1200～1500kcalの人		1日1600～1800kcalの人	
エネルギー	464kcal	エネルギー	528kcal
塩分	2.2g	塩分	2.2g
脂質	7.4g	脂質	8.6g
コレステロール	2mg	コレステロール	2mg

献立26

主菜
れんこんシュウマイ
(P31)

| 1日1200～1500kcalの人 | 186kcal |
| 1日1600～1800kcalの人 | 205kcal |

副菜
オクラののり炒め
(P97)

43kcal

汁もの
水菜と桜えびの
スープ (P132)

41kcal

主食
1日1200～1500kcalの人	1日1600～1800kcalの人
ごはん 120g 188kcal	ごはん 150g 234kcal

◎この献立の栄養価

1日1200～1500kcalの人		1日1600～1800kcalの人	
エネルギー	458kcal	エネルギー	523kcal
塩分	2.4g	塩分	2.4g
脂質	9.1g	脂質	9.6g
コレステロール	75mg	コレステロール	82mg

献立25

主菜
おからの焼きコロッケ
(P29)

| 1日1200～1500kcalの人 | 192kcal |
| 1日1600～1800kcalの人 | 225kcal |

副菜
しらたきのクリーム煮
(P104)

59kcal

汁もの
セロリと玉ねぎの
トマトスープ (P136)

40kcal

主食
1日1200～1500kcalの人	1日1600～1800kcalの人
ごはん 120g 188kcal	ごはん 150g 234kcal

◎この献立の栄養価

1日1200～1500kcalの人		1日1600～1800kcalの人	
エネルギー	479kcal	エネルギー	558kcal
塩分	2.2g	塩分	2.4g
脂質	14.1g	脂質	15.2g
コレステロール	83mg	コレステロール	133mg

献立28

主菜	副菜	汁もの
鶏肉の ユーリンチー風 (P23)	ごぼうとにんじんの 炒め煮 (P91)	ツナのみぞれ汁 (P138)
	63kcal	29kcal

| 1日1200〜
1500kcalの人 | 180kcal |
| 1日1600〜
1800kcalの人 | 191kcal |

主食

1日1200〜 1500kcalの人	1日1600〜 1800kcalの人
ごはん 120g 188kcal	ごはん 150g 234kcal

◉この献立の栄養価

1日1200〜1500kcalの人		1日1600〜1800kcalの人	
エネルギー	460kcal	エネルギー	517kcal
塩分	2.3g	塩分	2.3g
脂質	7.7g	脂質	8.0g
コレステロール	79mg	コレステロール	86mg

献立27

主菜	副菜
ボリューミーサンドイッチ (P121)	れんこんとマッシュルームの コンソメ煮 (P100)
	69kcal

| 1日1200〜
1500kcalの人 | 451kcal |
| 1日1600〜
1800kcalの人 | 461kcal |

パンのメニューは
朝食にもおすすめ

◉この献立の栄養価

1日1200〜1500kcalの人		1日1600〜1800kcalの人	
エネルギー	520kcal	エネルギー	530kcal
塩分	2.2g	塩分	2.3g
脂質	19.0g	脂質	21.1g
コレステロール	40mg	コレステロール	47mg

献立30

主菜	副菜	副菜
揚げたらのトマトソース (P67)	アボカドとほうれん草 のしらすあえ (P106)	じゃがいものきのこ サラダ (P94)
	64kcal	56kcal

| 1日1200〜
1500kcalの人 | 181kcal |
| 1日1600〜
1800kcalの人 | 189kcal |

主食

1日1200〜 1500kcalの人	1日1600〜 1800kcalの人
ごはん 120g 188kcal	ごはん 150g 234kcal

◉この献立の栄養価

1日1200〜1500kcalの人		1日1600〜1800kcalの人	
エネルギー	489kcal	エネルギー	543kcal
塩分	2.4g	塩分	2.4g
脂質	12.9g	脂質	13.0g
コレステロール	70mg	コレステロール	73mg

献立29

主菜	副菜	副菜
ブロッコリーと豚肉の ミルク煮 (P37)	パプリカの ごま酢あえ (P102)	オクラのゼリー よせ (P96)
	58kcal	40kcal

| 1日1200〜
1500kcalの人 | 181kcal |
| 1日1600〜
1800kcalの人 | 209kcal |

主食

1日1200〜 1500kcalの人	1日1600〜 1800kcalの人
ごはん 120g 188kcal	ごはん 150g 234kcal

◉この献立の栄養価

1日1200〜1500kcalの人		1日1600〜1800kcalの人	
エネルギー	467kcal	エネルギー	541kcal
塩分	2.2g	塩分	2.3g
脂質	13.8g	脂質	15.1g
コレステロール	48mg	コレステロール	55mg

エネルギー量が足りないときに おすすめのデザート

3食の合計が1日の適正エネルギー量に足りない場合
は、本書の手作りデザート(P141〜参照)を追加するの
もおすすめ。摂取エネルギー量の範囲内で選びましょう。

蒸しりんご (P143)

◉このデザートの
栄養価(1人分)

エネルギー	95kcal
塩分	0.0g
脂質	2.0g
コレステロール	4mg

**グレープフルーツのヨーグルト
クラフティ**
(P146)

◉このデザートの
栄養価(1人分)

エネルギー	88kcal
塩分	0.2g
脂質	3.7g
コレステロール	97mg

オレンジゼリー
(P143)

◉このデザートの
栄養価(1人分)

エネルギー	32kcal
塩分	0.1g
脂質	0.1g
コレステロール	0mg

いもようかん (P144)

◉このデザートの
栄養価(1人分)

エネルギー	76kcal
塩分	0.0g
脂質	0.1g
コレステロール	0mg

コレステロール・中性脂肪対策の 食事療法3か条

エネルギー摂取量を守って、肥満や、やせすぎを防ぐ

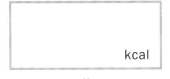

身長　×　身長　×22＝　標準体重
m　　　　m　　　　　　　kg

×

標準体重1kg 当たりに
必要なエネルギー摂取量

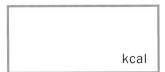

kcal

＝

1日に必要な
エネルギー摂取量

kcal

まず、体格に応じた標準体重を算出し、ふだんの活動量や持病の有無などから1日に必要なエネルギー摂取量を調べる。

当てはまるものは？

■肥満（BMI25以上）の人
……………… 20～25kcal
■糖尿病の人……… 25～30kcal
■デスクワークが多い人や主婦
……………… 25～30kcal
■立ち仕事が多い人
………………30～35kcal
■力仕事が多い人……35kcal以上

▼BMIをチェック

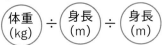

体重(kg) ÷ 身長(m) ÷ 身長(m)

<u>25以上の場合は肥満</u>

肥満度を示すBMIは、22が最も理想的。25以上の場合は、減量が必要。

肥満や塩分のとりすぎで血液中の脂質の状態が悪化

BMI25以上の人は、肥満と判定されます。肥満のなかでも、中高年に多い内臓脂肪型肥満は特に問題です。内臓脂肪の細胞からは、コレステロール値や中性脂肪値を上昇させる物質が分泌されるため、動脈硬化が進行する原因となります。

エネルギー摂取量を守り、肥満を予防・改善する必要があります。

また、食塩（塩化ナトリウム）をとりすぎると、高血圧を招きます。すると動脈硬化が進行し、冠動脈疾患や脳卒中といった、命にかかわる病気のリスクが高まります。塩分摂取量はできるだけ1日6g以下に抑えましょう。

その2

塩分は1日6g以下に。
生活習慣病を防いで動脈硬化の進行を抑える

見える塩分
=
調味料

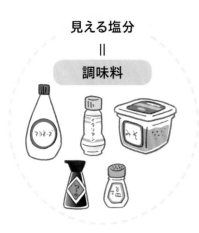

見えない塩分
=
加工品

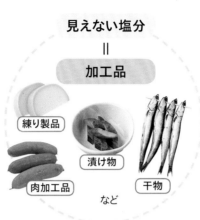

練り製品

漬け物

肉加工品

干物

など

加工品に含まれる塩分は見落とされがち。常に栄養成分表示を確認することを習慣にする。ナトリウム量（mg）× 2.54 ÷ 1000 で食塩相当量（g）を求める。

高塩分の
食品の使いすぎ、
食べすぎに注意

その3

主食の量を一定にすると
エネルギー摂取量を守りやすい

1日に必要なエネルギー摂取量
1200〜1500kcal の人

120g

1日に必要なエネルギー摂取量
1600〜1800kcal の人

150g

コレステロール値を下げるためには、栄養バランスのよい食事を適量とるのが基本。ごはんなどの主食の量は、多すぎるのはもちろん、少なすぎるのもよくない。摂取エネルギー量のうち50％程度を主食からとるのが理想。

エネルギー摂取量さえ守ればおいしいものが食べられる

コレステロール値や中性脂肪値が高いと、「お肉やごはんを我慢して、脂質を制限しないといけないのでは」と思う人も少なくないかもしれません。

実際のところ、コレステロール値や中性脂肪値が高い人は、食べすぎの傾向があります。食べすぎは、肥満や中性脂肪の増加を引き起こすため、コレステロール値が悪化しやすくなります。まずは自分の1日の適正なエネルギー摂取量を知り、それを守ることが大切です。

コレステロール値や中性脂肪値が高いことを指摘されても、食べられなくなるものはありません。肉なら、脂の少ない部位を選んだり、脂が落ちやすい調理法のメニューを選ぶなど、脂質やエネルギー摂取量を守る工夫をして、エネルギーや塩分を抑える工夫をして、エネルギー摂取量を守るだけでよいのです。意識を変えるだけで、食生活は改善できます。おいしいものを食べながら、コレステロール値・中性脂肪値を改善しましょう。

1日に何をどれだけ食べられる？

主食の分量を決めておくと、献立を組み立てやすい

14ページで自分が1日にとれるエネルギー量を求めたら、それを3食に分けてとります。1日1〜2食だと、同じエネルギー量でも、肥満につながりやすいため、1日3食を基本にしましょう。塩分なども、3食にふり分けます。

献立は、エネルギー源となる主食（炭水化物）、体をつくる主菜（たんぱく質）、体の調子を整える副菜（ビタミンやミネラルなど）を組み合わせるのが基本です。栄養バランスを整えるためにも、主食の量は一定にしましょう。

1食でとれるエネルギーと塩分から主食の分を差し引いて、残りを主菜と副菜

この本の料理を順番に選ぶだけで1献立が完成

\ここからスタート/

❶ 主食を決める 　エネルギーの目安 200 〜 240kcal

ごはんの場合

茶わん1杯 120g	茶わん1杯 150g
188kcal	**234kcal**
塩分 0g	塩分 0g

食パンの場合

5枚切り 1枚90g	8枚切り 1枚45g
223kcal	**112kcal**
塩分 1.1g	塩分 0.5g

同じくらいのエネルギー量で麺類ならどのくらい食べられる？

ゆでうどん(1玉240g) ………… **228kcal・塩分0.7g**

ゆでそば(1玉180g) ………… **234kcal・塩分0g**

主食は、自分の適正エネルギー摂取量（●P14）に応じて、200 〜 240kcal を目安に毎食同じ分量をとる。

丼ものや麺類を選ぶ場合は？

エネルギーの目安：400〜500kcal

丼ものや麺類がメインなら、副菜や汁ものを1品程度追加し、さまざまな食材をバランスよくとる

丼ものや麺類などは、野菜が不足しがち。副菜や汁ものを1品追加したり、具材に野菜が多いものを選んで、バランスを整える。エネルギーが多い場合は、ごはんや麺の量を調整する。

1日に必要な摂取エネルギー 1800kcal の場合の例

1食あたりのエネルギー・塩分の目安：600kcal・塩分 2g

❸ **副菜**を選び、その分を引く
➡ 副菜にごぼうとにんじんの炒め煮を選ぶ
（●P91）

副菜の分

エネルギー量…… 153 − 63 = 90 kcal
塩分 ………………… 0.8 − 0.6 = 0.2 g

❶ **1食の目安から主食の分を引く**
➡ 主食をごはん150gにする場合

主食の分

エネルギー量…… 600 − 234 = 366 kcal
塩分 ………………… 2.0 − 0.0 = 2.0 g

❹ **汁もの**を選び、その分を引く
➡ 汁ものにかぼちゃとひじきのみそ汁を選ぶ
（●P139）

汁ものの分

エネルギー量…… 90 − 41 = **49kcal***
塩分 ………………… 0.2 − 0.5 = **− 0.3g***

❷ **主菜を選び、その分を引く**
➡ 主菜にポークソテーを選ぶ（●P33）

主菜の分

エネルギー量…… 366 − 213 = 153 kcal
塩分 ………………… 2.0 − 1.2 = 0.8 g

＊最後の数字がゼロに近いほど理想的な献立といえる。

1～2品、汁もので とります。副菜は、食物繊維の多いものを選ぶのが理想的です。エネルギー量が足りない場合には、デザートを追加するとよいでしょう。

---

❷ **主菜**を選ぶ（●P22～88）　エネルギーの目安：200～300kcal　❷へ進む

❸へ進む

鶏むね肉（皮なし）がメインの場合	牛もも肉がメインの場合	豚もも肉がメインの場合
1食あたり110g	1食あたり80g	1食あたり80g
116kcal	**104kcal**	**95kcal**
コレステロール 79mg	コレステロール 52mg	コレステロール 53mg

あじがメインの場合	木綿豆腐がメインの場合	卵がメインの場合
1食あたり1尾160g	1食あたり½丁150g	1食あたり1個50g
179kcal	**110kcal**	**71kcal**
コレステロール 109mg	コレステロール 0mg	コレステロール 185mg

左は、主菜のメインとなる代表的な食材の、1食分の分量の目安。主菜のエネルギー量の目安は、メイン食材だけでなく、つけ合わせも含めて考える。

---

❸ **副菜**や**汁もの**を選び、エネルギーが足りなければ**デザート**を追加

 副菜選びのポイント

副菜はできるだけ食物繊維が豊富なものを

副菜で、コレステロール値や中性脂肪値を下げるはたらきがある食物繊維を補うようにする。

（●P90～107）

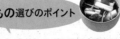 **汁もの選びのポイント**

献立全体の塩分が高めの場合は汁ものを控える

1食の塩分量を2g程度に抑えるため、主菜、副菜の塩分量を合計して2g以上になる場合は、汁ものはとらない。

（●P132～139）

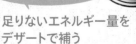 **デザート選びのポイント**

足りないエネルギー量をデザートで補う

できるだけ脂質や塩分が少ないデザートで、エネルギー量を調整する。りんごなどの果物もおすすめ。

（●P142～146）

計算いらずでもう悩まない！
毎日の食事がこの1冊でおいしく簡単に

PART1 主菜・PART3 主食

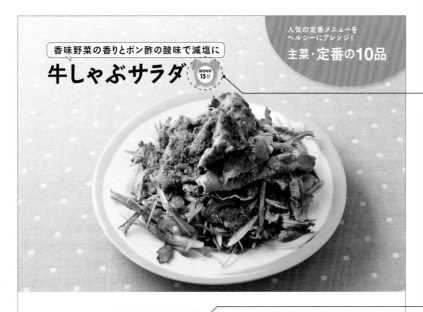

香味野菜の香りとポン酢の酸味で減塩に

牛しゃぶサラダ
調理時間 15分

人気の定番メニューを
ヘルシーにアレンジ！
主菜・定番の10品

● 調理時間の目安が すぐわかる

調理時間の目安を示しています。下ごしらえで調味液にひと晩漬ける場合や冷蔵室や冷凍室で冷やす時間などは含みません。

● 適正エネルギー摂取量 に応じて2段階に 分けて分量を表示。 塩分は2gを想定

P14で計算した自分の適正エネルギー摂取量に当てはまる欄を見てください。1日1200〜1500kcalの場合は1献立400〜500kcalに、1600〜1800kcalの場合は500〜600kcalに調整しています。塩分は1献立2g前後に徹底。1食でエネルギーや塩分をとりすぎた場合は、1週間のなかで調整しましょう。

材料(2人分)

	1日の摂取カロリー 1200〜1500kcalの人	1日の摂取カロリー 1600〜1800kcalの人
牛肩ロース肉(しゃぶしゃぶ用)	120g	140g
春菊	1束(100g)	1束(100g)
玉ねぎ	⅙個(30g)	⅙個(30g)
みょうが	2個(30g)	2個(30g)
A ポン酢しょうゆ	小さじ5	小さじ5
すりごま	大さじ1	大さじ1
おろししょうが	小さじ1	小さじ1
ごま油	小さじ½	小さじ1

作り方

① 春菊はやわらかい葉の部分を摘みとる。玉ねぎは薄切りにする。みょうがは縦半分に切ってから薄切りにする。

② 鍋にたっぷりの湯を沸かし、水を¼カップほど入れて温度を80℃くらいに下げ、牛肉を1枚ずつ入れる。肉の色が変わったらざるにあげて水けをきり、粗熱をとる。

③ 1を混ぜて器に盛り、その上に2をのせ、混ぜ合わせたAをかける。

おすすめ献立例

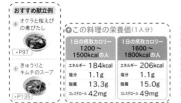

＋ オクラと桜えびの煮びたし
▶P97

＋ きゅうりとキムチのスープ
▶P135

●この料理の栄養価(1人分)

	1日の摂取カロリー 1200〜1500kcalの人	1日の摂取カロリー 1600〜1800kcalの人
エネルギー	184kcal	エネルギー 206kcal
塩分	1.1g	塩分 1.1g
脂質	13.3g	脂質 15.0g
コレステロール	42mg	コレステロール 49mg

カロリーオフのヒケツ 1

肉はしゃぶしゃぶにして<u>余分な脂を落とす</u>
肉は油を使わずに脂を落とす調理法ならしっかり食べられます。その代表的な調理法のひとつがしゃぶしゃぶ。しかも、ポン酢しょうゆは塩分量が少なめなので、脂質もカロリーも減らせます。

22

● 減塩のポイントや コレステロール値・ 中性脂肪値を抑える ワザを紹介

塩分を減らしてもおいしく食べられるコツ、コレステロール値や中性脂肪値を抑えるワザや工夫などがわかります。

● おすすめの献立例がすぐわかる

副菜や汁もののレシピのなかから、おすすめの組み合わせを「おすすめ献立例」として紹介しています。献立に困ったときのヒントになり、またバランスのとれた献立のコツがわかります。

● 1人分のエネルギー量、塩分量、脂質量、 コレステロール量を表示

各レシピの1人分のエネルギー量と栄養価を表示しています。栄養価は塩分だけでなく、コレステロール値や中性脂肪値のコントロールに役立つ脂質やコレステロールの量も示しています。

れんこんのみそあえ

調理時間 **10分**

作りおき
冷蔵：
3日間

れんこん

材料(2人分)

れんこん	120g
長ねぎ	5cm(10g)
A すり白ごま	小さじ1
みそ	小さじ1
みりん	小さじ⅓

**○この料理の
栄養価**（1人分）

エネルギー	56kcal
塩分	0.5g
脂質	0.8g
コレステロール	0mg

作り方

❶ れんこんは薄い半月切りにして、さっとゆでて水けをきる。長ねぎはみじん切りにする。

❷ ボウルにAと1の長ねぎを入れてよく混ぜ、なじんだられんこんを加えてあえる。

コレステロールを抑えるワザ10

れんこんの食物繊維が効果的にはたらく

れんこんに含まれる食物繊維は、そのほとんどが不溶性。コレステロールの上昇を抑えたり、腸の動きを活発にして便秘を解消します。

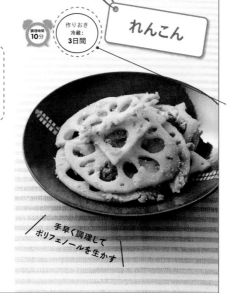

手早く調理して
ポリフェノールを生かす

● 副菜や汁ものは、どれも低脂質、
低コレステロールなレシピばかり。
組み合わせも自由

脂質は副菜なら5.3g以下、汁ものは2.3g以下で、コレステロールはほとんどが0mgです。主菜や主食に合わせて、組み合わせが楽しめます。

● 作りおきできるものは、
保存可能な期間の目安を表示

作りおきできるレシピは、冷蔵での保存期間の目安を表示しています。保存可能な料理は、作りおきの常備菜としてもおすすめです。冷凍で保存できるデザートは、冷凍での保存期間を示しています。

本書の表記について

・この本の料理写真は、すべて、1日の適正エネルギー摂取量が1600〜1800kcalの人向けの1食分の量で撮影しています。

・材料の分量は、作りやすいようすべて2人分になっています。1人分を作る場合は半量にし、加熱時間などは様子を見ながら加減してください。

・1200〜1500kcalと1600〜1800kcalのレシピで加熱時間の長さなど手順が異なる場合は、作り方では1600〜1800kcalの場合を紹介し、脚注に1200〜1500kcalの場合を記載しています。

・食材の量（にんじん½本など）はあくまでも目安です。g表記を参照して、必ず計量してください。できれば、1g単位で量れる計量器を使いましょう。

・計量単位は、大さじ1 = 15㎖、小さじ= 5㎖、1カップ= 200㎖です。

・塩少々は親指と人さし指でつまんだ量で、約0.5gです。

・電子レンジは600Wの場合の加熱時間です。500Wの場合は1.2倍、700Wの場合は0.8倍で計算して加熱してください。

・だしはかつお節や昆布など、無塩のものを使っています。種類は好みのものでかまいません。

・栄養価は「日本食品標準成分表2020年版（八訂）」をもとに算出し、小数点以下第2位を四捨五入しています。なお、作り方において分量外のものは栄養価に含まれません。

食事の基本

コレステロール・中性脂肪を上げない食べ方

コレステロール値・中性脂肪値改善に役立つ食材をとる

大豆・大豆製品で動脈硬化の進行を抑える

大豆はコレステロールがほとんどなく、食物繊維や不飽和脂肪酸、大豆イソフラボンなどを含む食材。コレステロール値を改善して、動脈硬化の進行を抑える。

あじやいわしなどの青魚でコレステロール値を下げる

青魚の脂に多く含まれる DHA（ドコサヘキサエン酸）や EPA（エイコサペンタエン酸）は、血中のコレステロールや中性脂肪を減らすことがわかっている。

食物繊維たっぷりの食材で余分なコレステロールを排出

野菜・海藻などに多く含まれる食物繊維には、余分なコレステロールを排出したり、小腸でのコレステロールの吸収を抑えるはたらきがある。

緑黄色野菜・根菜・果物で細胞や血管をダメージから守る

緑黄色野菜・根菜・果物などに豊富なビタミン C には抗酸化作用がある。細胞や血管を傷める活性酸素のはたらきを抑え、動脈硬化を予防する。

オリーブ油で血液中のコレステロールを減らす

植物油や魚に多い不飽和脂肪酸には、LDL コレステロール値を下げ、動脈硬化を予防するはたらきがある。オリーブ油をメインの調理油にするとよい。

酢で血圧を下げて動脈硬化を予防する

酢を1日大さじ1とると、高血圧を改善し、動脈硬化を予防する。ドレッシングに入れたり調味料の代わりにすると、脂質や塩分のカットにもなる。

コレステロール量の少ない食材を選ぶ

LDLコレステロール値が高いと指摘されたら、食事からとるコレステロールの量は、1日200mg未満に抑える必要があります。

コレステロールは、鶏卵や魚卵、脂身の多い肉などに多く含まれます。なかでもレバーやうなぎ、卵などがコレステロールを多く含みます。

反対に比較的コレステロールの多い肉などです。

もしコレステロールが少なくおすすめなのは、大豆製品や牛ヒレ肉、鶏もも肉などです。

もしコレステロールをとりすぎた日があったら、次の日はコレステロールの少ない食品を選ぶようにするなど、1週間の合計摂取量で調整すれば大丈夫です。

PART 1

適正なエネルギーで大満足の食べごたえ！

主菜レシピ

1日にとれる適正エネルギー摂取量に合わせて、2段階から分量を選べます。
ハンバーグやえびチリ、かれいの煮つけなどの定番メニュー10品をはじめ、
肉のレシピ22品、コレステロールや中性脂肪を下げる効果がある魚介のレシピ20品を
紹介しています。また、コレステロールを低下させるはたらきがある
豆製品のレシピ10品、卵のレシピ5品も紹介しています。肉料理ばかりにかたよらず、
魚介、豆製品の料理をとりいれていきましょう。

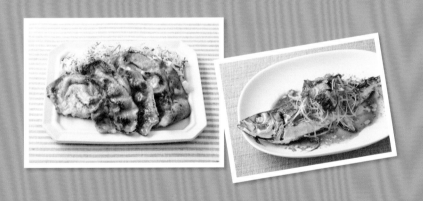

香味野菜の香りとポン酢の酸味で減塩に

牛しゃぶサラダ

調理時間 **15分**

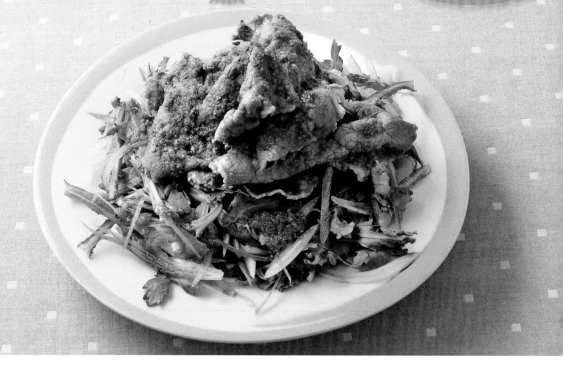

材料(2人分)

	1日の摂取カロリー 1200〜1500kcalの人	1日の摂取カロリー 1600〜1800kcalの人
牛肩ロース肉(しゃぶしゃぶ用)	120g	140g
春菊	1束(100g)	1束(100g)
玉ねぎ	⅙個(30g)	⅙個(30g)
みょうが	2個(30g)	2個(30g)
A ポン酢しょうゆ	小さじ5	小さじ5
すりごま	大さじ1	大さじ1
おろししょうが	小さじ1	小さじ1
ごま油	小さじ½	小さじ1

作り方

1 春菊はやわらかい葉の部分を摘みとる。玉ねぎは薄切りにする。みょうがは縦半分に切ってから薄切りにする。

2 鍋にたっぷりの湯を沸かし、水を¼カップほど入れて温度を80℃くらいに下げ、牛肉を1枚ずつ入れる。肉の色が変わったらざるにあげて水けをきり、粗熱をとる。

3 **1**を混ぜて器に盛り、その上に**2**をのせ、混ぜ合わせた**A**をかける。

おすすめ献立例

オクラと桜えびの煮びたし
▶P97

きゅうりとキムチのスープ
▶P135

▼この料理の栄養価(1人分)

1日の摂取カロリー 1200〜1500kcalの人		1日の摂取カロリー 1600〜1800kcalの人	
エネルギー	184kcal	エネルギー	206kcal
塩分	1.1g	塩分	1.1g
脂質	13.3g	脂質	15.0g
コレステロール	42mg	コレステロール	49mg

カロリーオフのヒケツ **1**

肉はしゃぶしゃぶにして<u>余分な脂を落とす</u>

肉は油を使わずに脂を落とす調理法ならしっかり食べられます。その代表的な調理法のひとつがしゃぶしゃぶ。しかも、ポン酢しょうゆは塩分量が少なめなので、脂質もカロリーも塩分も減らせます。

油で揚げず、ゆでることで余分な脂をカット

鶏肉のユーリンチー風

調理時間 **25分**

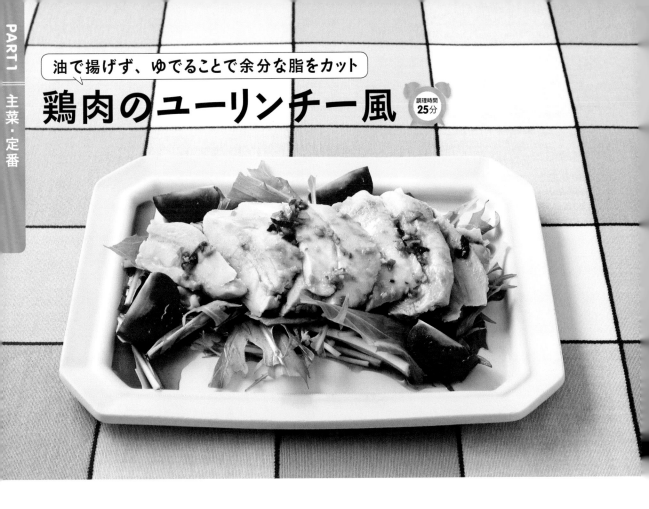

材料(2人分)

	1日の摂取カロリー 1200～1500kcalの人	1日の摂取カロリー 1600～1800kcalの人
鶏むね肉（皮なし）	200g	220g
塩	少々	少々
砂糖	小さじ½	小さじ½
酒	大さじ1	大さじ1
長ねぎの青い部分・しょうが	各適量	各適量
水菜	1株(40g)	1株(40g)
ミニトマト	4～6個(60g)	4～6個(60g)
A しょうが（みじん切り）	½かけ(5g)	½かけ(5g)
酢	小さじ4	小さじ4
しょうゆ	大さじ½	大さじ½
砂糖・はちみつ	各小さじ1	各小さじ1
ごま油	小さじ1	大さじ½
おろしにんにく	小さじ1	小さじ1
トウバンジャン	小さじ⅓	小さじ⅓

作り方

① 鶏肉は塩と砂糖をよくもみ込んで鍋に入れ、水をかぶるくらいまで注ぐ。酒を加えて、あればぶつ切りにした長ねぎの青い部分としょうがを入れて中火にかける。煮立ったら弱火にしてふたをし、5～6分ゆでて火を止め、そのまま冷ます。

② Aは混ぜておく。水菜は3cm長さのざく切りに、ミニトマトは4等分に切る。

③ 器に水菜とミニトマトを盛り、1の鶏肉をそぎ切りにしてのせ、Aをかける。

おすすめ献立例

ごぼうとにんじんの炒め煮
▶P91

ツナのみぞれ汁
▶P138

▼この料理の栄養価(1人分)

1日の摂取カロリー 1200～1500kcalの人	1日の摂取カロリー 1600～1800kcalの人
エネルギー **180kcal**	エネルギー **191kcal**
塩分 **1.2g**	塩分 **1.2g**
脂質 **5.0g**	脂質 **5.2g**
コレステロール **72mg**	コレステロール **79mg**

なすに肉汁を吸わせてコクを出す

なすのおろしハンバーグ

調理時間
30分

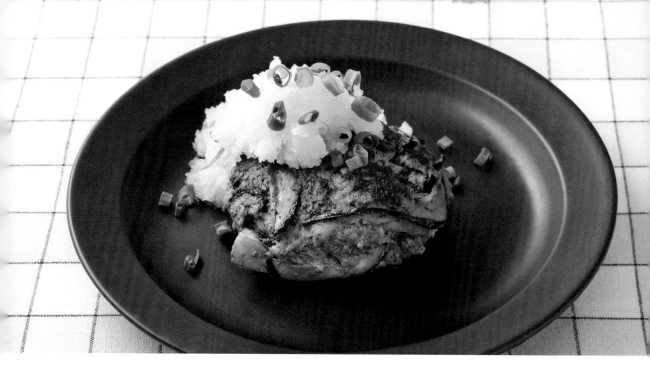

材料(2人分)

	1日の摂取カロリー 1200〜1500kcalの人	1日の摂取カロリー 1600〜1800kcalの人
牛赤身ひき肉	160g	180g
なす	1本(60g)	1本(60g)
溶き卵	½個(25g)	½個(25g)
パン粉	大さじ1½	大さじ2
牛乳(低脂肪)	大さじ1½	大さじ2
塩・こしょう	各少々	各少々
オリーブ油	小さじ1	大さじ½
大根おろし	80g	100g
ポン酢しょうゆ	小さじ4	大さじ1½
小ねぎ	適量	適量

おすすめ献立例

＋ オクラのゼリーよせ

▶P96

＋ かぶのポタージュ

▶P136

●この料理の栄養価(1人分)

1日の摂取カロリー 1200〜1500kcalの人		1日の摂取カロリー 1600〜1800kcalの人	
エネルギー	209kcal	エネルギー	243kcal
塩分	1.1g	塩分	1.3g
脂質	13.2g	脂質	15.5g
コレステロール	99mg	コレステロール	105mg

作り方

❶ なすは縦半分に切ってから、斜め薄切りにする。パン粉は牛乳を混ぜてふやかしておく。

❷ ボウルにひき肉と溶き卵、塩、こしょう、1のパン粉を加えて粘りが出るまでよく混ぜ、最後になすを加えてなじむまでさらに混ぜる。2等分にして小判形に丸める。

❸ フライパンにオリーブ油を入れて中火で熱し、2を並べ入れる。焼き色がついたら裏返して、水をフライパンの⅓の深さくらいまで入れて、ふたをする。弱めの中火で、水分がなくなるまで蒸し焼きにする。

❹ 器に3を盛る。大根おろしをのせて刻んだ小ねぎを散らし、ポン酢しょうゆをかける。

黒酢を使ってマイルドな味に

蒸し酢豚

調理時間 **40分**

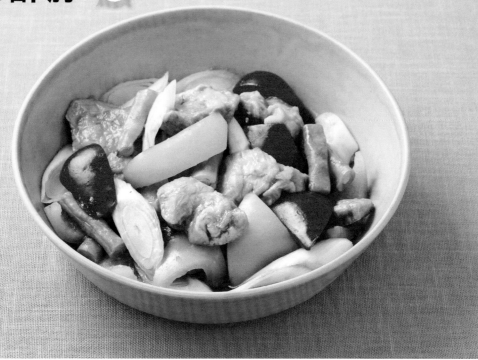

材料(2人分)

	1日の摂取カロリー 1200～ 1500kcalの人	1日の摂取カロリー 1600～ 1800kcalの人
豚ヒレ肉(ブロック)	150g	180g
A 酒	小さじ½	小さじ1
しょうが汁	小さじ½	小さじ½
しょうゆ	小さじ½	小さじ½
赤パプリカ・黄パプリカ	各⅓個(各60g)	各½個(各80g)
長ねぎ	½本(30g)	½本(30g)
さやいんげん	3～4本(15g)	4～5本(20g)
B 黒酢	大さじ3	大さじ3
砂糖	大さじ2	大さじ2
しょうゆ	小さじ2	小さじ2
片栗粉	小さじ1	小さじ1

＊1日の摂取カロリーが1200～1500kcalの人は4～5分加熱。

作り方

① 豚肉は7～8mm厚さに切り、こぶしでたたいてから筋切りして食べやすい形に整える。混ぜ合わせたAに10分ほど漬けておく。

② パプリカはひと口大の乱切りに、長ねぎは2cm長さの斜め切りに、さやいんげんは3cm長さのぶつ切りにする。

③ 耐熱皿に2と1を汁ごと入れて全体にからめ、Bを加えて混ぜ、平らにならす。蒸し器に入れて強火で12～15分蒸し、再度混ぜる。電子レンジ(600W)ならラップをして5～6分＊加熱する。

おすすめ献立例

+ 焼ききのこの
おろしきゅうりあえ

▶P94

+ 焼きねぎと三つ葉
のすまし汁

▶P137

▼この料理の栄養価(1人分)

1日の摂取カロリー 1200～ 1500kcalの人	1日の摂取カロリー 1600～ 1800kcalの人
エネルギー **184kcal**	エネルギー **210kcal**
塩分 **1.1g**	塩分 **1.2g**
脂質 **3.0g**	脂質 **3.5g**
コレステロール **45mg**	コレステロール **54mg**

煮汁に溶け出したさけの成分をまるごととる

さけとほうれん草のクリーム煮

調理時間 **30分**

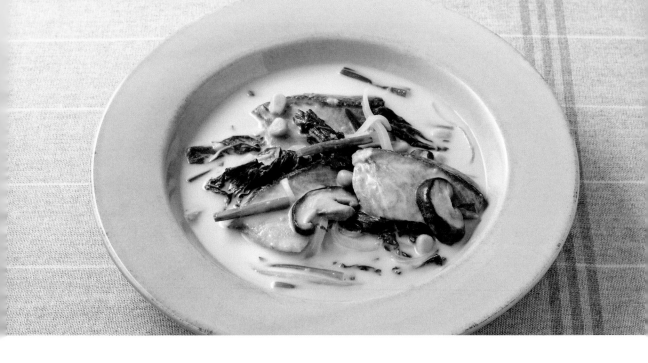

材料（2人分）

	1日の摂取カロリー 1200～1500kcalの人	1日の摂取カロリー 1600～1800kcalの人
生さけ	小2切れ（160g）	2切れ（180g）
塩・こしょう	各少々	各少々
ほうれん草	½束（150g）	½束（150g）
玉ねぎ	⅙個（30g）	¼個（50g）
しいたけ	2枚（30g）	2枚（30g）
オリーブ油	小さじ1	大さじ½
白ワイン	小さじ2	大さじ1
コーンクリーム（缶）	大さじ2（40g）	¼カップ（50g）
牛乳（低脂肪）	½カップ	½カップ
コンソメ（顆粒）	小さじ½	小さじ½

おすすめ献立例

+ パプリカとズッキーニ
  のペペロンチーノ炒め
  ▶P103

+ ブロッコリーの
  トマトマリネ
  ▶P92

▼この料理の栄養価（1人分）

1日の摂取カロリー 1200～1500kcalの人	1日の摂取カロリー 1600～1800kcalの人
エネルギー **183kcal**	エネルギー **213kcal**
塩分 **1.2g**	塩分 **1.2g**
脂質 **6.3g**	脂質 **7.8g**
コレステロール **51mg**	コレステロール **57mg**

作り方

❶ ほうれん草はさっとゆでて水けをしぼり、4cm長さに切る。さけはペーパータオルにはさんで、余分な水けをとり、2～3等分のそぎ切りにし、塩、こしょうをふる。玉ねぎとしいたけは薄切りにする。

❷ 鍋にオリーブ油を入れて中火で熱し、**❶**のさけを並べ入れて両面焼き、白ワインをふり入れてアルコール分をとばす。

❸ **❷**に水 ½ カップとコンソメを入れて煮立て、**❶**の玉ねぎとしいたけを加えて 1～2 分煮る。コーンクリームと牛乳を加えて、大きくかき混ぜながら温める。ふつふつとしてきたら、ほうれん草を加えてひと煮して、器に盛る。

“あん”をかければ、減塩でもしっかり味

かれいの煮つけ

調理時間 **20分**

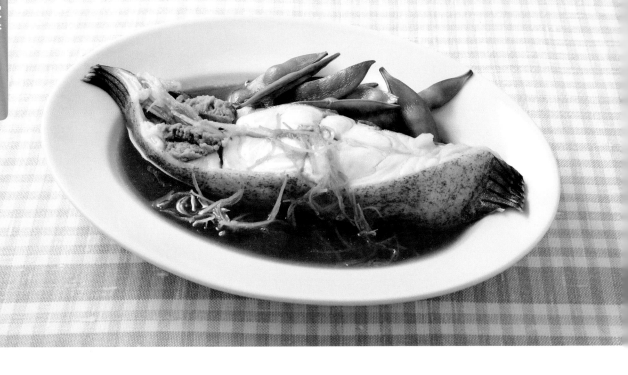

材料(2人分)

	1日の摂取カロリー 1200～ 1500kcalの人	1日の摂取カロリー 1600～ 1800kcalの人
かれい(切り身・骨つき)	小2切れ(正味180g)	2切れ(正味200g)
スナップえんどう	15本(60g)	20本(80g)
しょうゆ	小さじ2	小さじ2
A だし汁	¾カップ	¾カップ
酒	大さじ1½	大さじ3
砂糖	大さじ1	大さじ1
水溶き片栗粉*	小さじ2	小さじ2
しょうが(せん切り)	½かけ(5g)	½かけ(5g)

＊片栗粉：水＝1：1の割合で作る。

おすすめ献立例

＋ れんこんの
マーマレードなます
▶P101

＋ レタスとミニトマト
のコンソメスープ
▶P133

作り方

❶ かれいは血合いなどをとり除くようによく洗い、ペーパータオルで余分な水けをとる。

❷ 鍋に **A** を入れて強めの中火で煮立てる。**1**のかれいを加えて5～6分煮たら、しょうゆ、スナップえんどう、しょうがを加えて、さらに2～3分、火が通るまで煮る。

❸ 器にかれいとスナップえんどうを盛る。

❹ 残った煮汁に水溶き片栗粉を加えて、混ぜながら煮立て、とろみをつけて、**3**にかける。

▼この料理の栄養価(1人分)

1日の摂取カロリー 1200～ 1500kcalの人	1日の摂取カロリー 1600～ 1800kcalの人
エネルギー **179kcal**	エネルギー **199kcal**
塩分 **1.2g**	塩分 **1.2g**
脂質 **5.7g**	脂質 **6.3g**
コレステロール **108mg**	コレステロール **120mg**

コレステロールを抑えるワザ 1

魚を積極的に食べれば血管が丈夫に

魚には EPA や DHA が豊富。これらは不飽和脂肪酸の一種で血液中の余分なコレステロールを増やしにくく、また、中性脂肪を減らすはたらきがあります。血管が丈夫になり、動脈硬化の予防につながります。

味つけはケチャップのみで減塩

たっぷり野菜のえびチリ

調理時間 **15分**

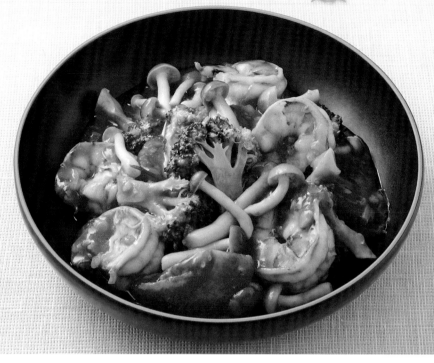

材料(2人分)

	1日の摂取カロリー 1200〜 1500kcalの人	1日の摂取カロリー 1600〜 1800kcalの人
えび(殻つき)	大8尾(160g)	10尾(180g)
ブロッコリー	大½株(100g)	大½株(100g)
トマト	1個(150g)	1個(150g)
しめじ	1パック(100g)	1パック(100g)
長ねぎ(みじん切り)	⅓本(20g)	⅓本(20g)
にんにく(みじん切り)	½かけ(5g)	½かけ(5g)
ごま油	大さじ½	小さじ2
A 水	¾カップ	¾カップ
トマトケチャップ	大さじ2	大さじ2
酒	大さじ1	大さじ1
鶏ガラスープの素(顆粒)	小さじ½	小さじ½
水溶き片栗粉	大さじ2	大さじ2

作り方

1 えびは殻をむき、背に切り込みを入れ背ワタをとる。ブロッコリーは小房に分ける。トマトはくし形に切り、しめじは小房にほぐす。

2 フライパンにごま油と長ねぎ、にんにくを入れて中火にかけ、香りが立ったらえびを重ならないように入れる。えびの色が変わってきたら、しめじを加えて炒める。

3 2 に A を入れて煮立ったら、トマトとブロッコリーを加えて、混ぜながら 2〜3 分煮る。水溶き片栗粉を加えて、とろみをつける。

おすすめ献立例

+ アボカドとほうれん草のしらすあえ
▶P106

+ もやしとにらのザーサイスープ
▶P133

▼この料理の栄養価(1人分)

1日の摂取カロリー 1200〜 1500kcalの人		1日の摂取カロリー 1600〜 1800kcalの人	
エネルギー	185kcal	エネルギー	202kcal
塩分	1.2g	塩分	1.2g
脂質	4.2g	脂質	5.3g
コレステロール	129mg	コレステロール	145mg

おからを使ってヘルシーに

おからの焼きコロッケ

調理時間 **30分**

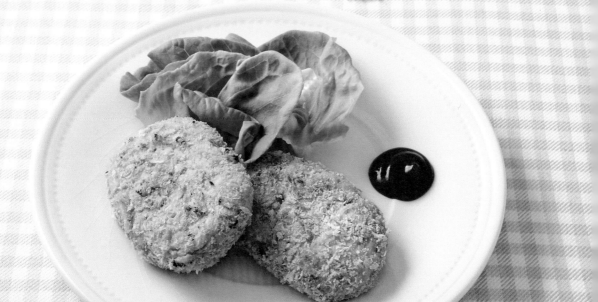

材料(2人分)

	1日の摂取カロリー 1200〜1500kcalの人	1日の摂取カロリー 1600〜1800kcalの人
豚赤身ひき肉	70g	80g
おから	90g	100g
玉ねぎ	⅙個（30g）	¼個（50g）
キャベツ	小1枚（50g）	1枚（60g）
オリーブ油	小さじ½	小さじ1
卵	½個（25g）	1個（50g）
コンソメ（顆粒）	小さじ½	小さじ⅔
牛乳（低脂肪）	大さじ2	¼カップ
パン粉	20g	20g
トマトケチャップ	大さじ1	大さじ1

おすすめ献立例

+ しらたきの
クリーム煮
▶P104

+ セロリと玉ねぎの
トマトスープ
▶P136

▼この料理の栄養価(1人分)

1日の摂取カロリー 1200〜1500kcalの人	1日の摂取カロリー 1600〜1800kcalの人
エネルギー **192kcal**	エネルギー **225kcal**
塩分 **0.9g**	塩分 **1.1g**
脂質 **8.6g**	脂質 **9.6g**
コレステロール **72mg**	コレステロール **122mg**

作り方

❶ 玉ねぎはみじん切りに、キャベツは粗いみじん切りにする。フライパンにパン粉を入れて、弱火できつね色になるまでからいりしてとり出す。

❷ フライパンにオリーブ油を入れて中火で熱し、ひき肉を入れてポロポロになるまで炒め、❶の玉ねぎとキャベツを加えてしんなりするまで炒める。おからを加えてさっと炒め、コンソメと牛乳を加えて汁けがなくなるまで炒める。

❸ ボウルに卵を溶きほぐし、粗熱をとった❷を加えてよく混ぜ、4等分にして小判形に丸める。

❹ ❸の表面に、❶のパン粉を軽く手で押さえるようにつける。オーブントースターで約10分焼く。

❺ ❹のコロッケを器に盛り、サラダ菜2枚（分量外）を添えて、ケチャップを添える。

きのこのだしが出て、塩分控えめでもおいしい

肉豆腐

調理時間 20分

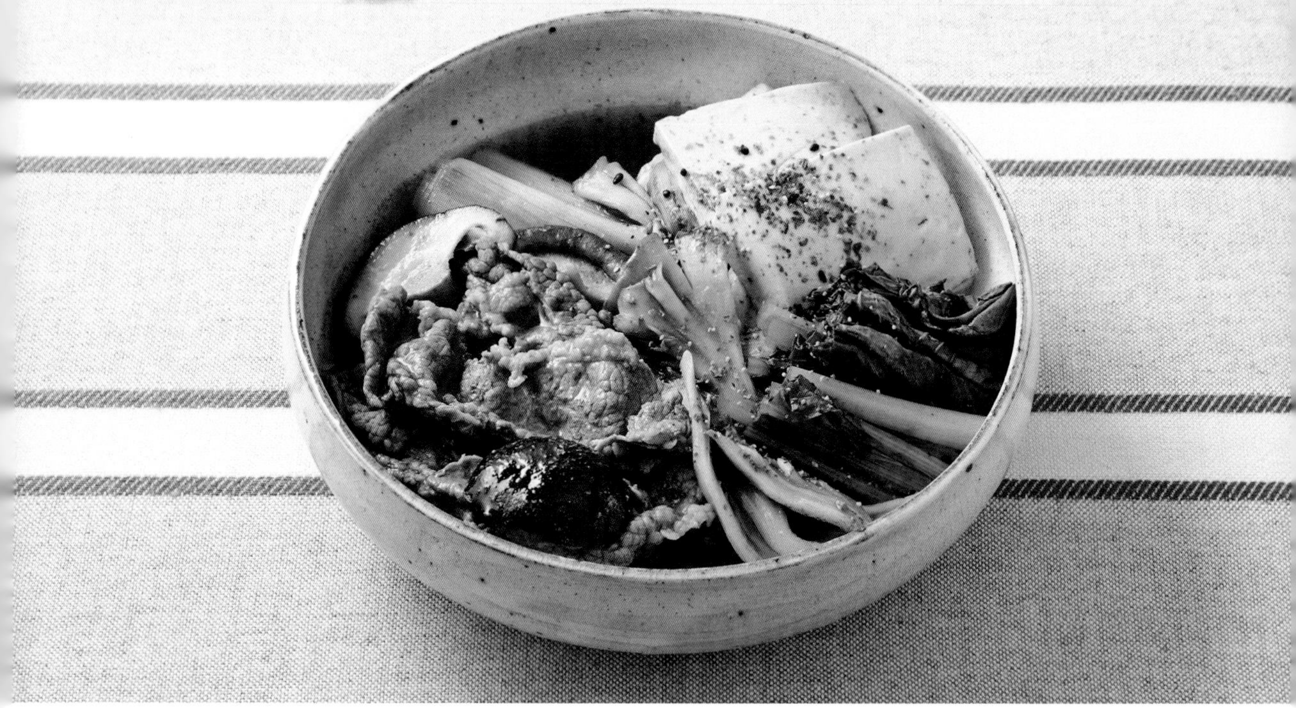

材料（2人分）

	1日の摂取カロリー 1200～1500kcalの人	1日の摂取カロリー 1600～1800kcalの人
牛もも肉（しゃぶしゃぶ用）	120g	140g
絹ごし豆腐	⅓丁（100g）	⅓丁（100g）
長ねぎ	⅔本（40g）	1本（60g）
しいたけ	2枚（30g）	2枚（30g）
まいたけ	1パック（100g）	1パック（100g）
小松菜	2株（40g）	2株（40g）
ごま油	小さじ½	小さじ1
A だし汁	¾カップ	¾カップ
酒	小さじ1	大さじ1
砂糖	小さじ2	大さじ1
しょうゆ	小さじ2	大さじ1弱
みりん	小さじ1	小さじ1
七味とうがらし	適宜	適宜

作り方

1. 長ねぎは3cm長さのぶつ切りに、しいたけは3等分のそぎ切りにし、まいたけは小房にほぐす。小松菜はさっとゆでて、4cm長さのざく切りにする。豆腐は4～6等分に切る。
2. 鍋にごま油を熱し、長ねぎを転がしながら焼き、焼き目がついたらしいたけとまいたけを入れてさっと炒める。Aを加えて強火で煮立て、牛肉を入れ、さっと煮てとり出す。
3. 2に豆腐を加えて、約5分煮込む。牛肉を戻してひと煮したら、小松菜を加えて温め、器に盛る。好みで七味とうがらしをふる。

おすすめ献立例

＋長いものとろろ昆布あえ

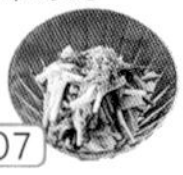

▸P107

＋油揚げと切り干し大根のみそ汁

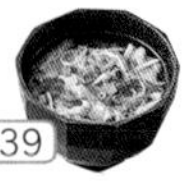

▸P139

この料理の栄養価（1人分）

	1日の摂取カロリー 1200～1500kcalの人	1日の摂取カロリー 1600～1800kcalの人
エネルギー	183kcal	218kcal
塩分	1.0g	1.3g
脂質	8.2g	10.2g
コレステロール	37mg	44mg

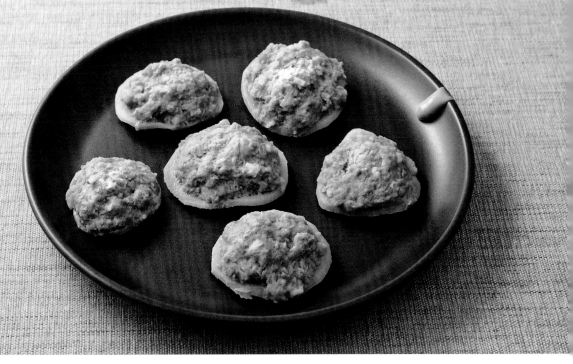

皮なしでも、食べごたえあり

れんこんシュウマイ

調理時間 **30分**

材料(2人分)

	1日の摂取カロリー 1200〜 1500kcalの人	1日の摂取カロリー 1600〜 1800kcalの人
れんこん	180g	200g
豚赤身ひき肉	160g	180g
玉ねぎ	⅛個(20g)	⅛個(20g)
A オイスターソース	小さじ1	小さじ1
おろししょうが	小さじ1	小さじ1
片栗粉	小さじ1	小さじ1
しょうゆ・砂糖	各小さじ½	各小さじ½
ごま油	小さじ½	小さじ½
塩	少々	少々
練りからし	適宜	適宜

おすすめ献立例

+ オクラののり炒め

▶P97

+ 水菜と桜えびの
スープ

▶P132

▼この料理の栄養価(1人分)

1日の摂取カロリー 1200〜 1500kcalの人	1日の摂取カロリー 1600〜 1800kcalの人
エネルギー **186kcal**	エネルギー **205kcal**
塩分 **1.2g**	塩分 **1.2g**
脂質 **4.3g**	脂質 **4.7g**
コレステロール **53mg**	コレステロール **60mg**

作り方

① れんこんは5mm厚さの輪切りを12枚作り、残りはすりおろす。玉ねぎはみじん切りにする。

② ボウルにひき肉を入れ、**1**の玉ねぎ、**A**、**1**のおろしたれんこんを加えて粘りが出るまでよく混ぜる。

③ **1**のれんこんの輪切りの上に**2**を12等分にしてのせ、軽く押しつけて安定させる。

④ 蒸し器に**3**を間隔をあけて並べ、強火で15〜18分蒸す。電子レンジ(600W)なら、ふんわりラップをして4分30秒〜5分加熱*し、2〜3分蒸らす。器に盛り、好みで練りからしを添える。

*1日の摂取カロリーが1200〜1500kcalの人は3分30秒〜4分加熱。

豆腐をかさ増しに使い、ボリュームのある一品に

肉詰めピーマン煮込み

調理時間 **40分**

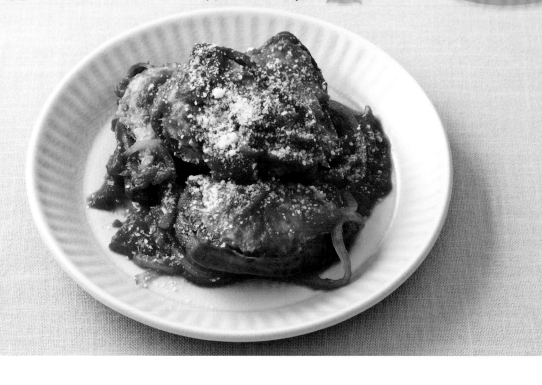

材料（2人分）

	1日の摂取カロリー 1200〜1500kcalの人	1日の摂取カロリー 1600〜1800kcalの人
豚赤身ひき肉	80g	100g
木綿豆腐	¼丁弱（70g）	¼丁強（80g）
ピーマン	大3個（120g）	4個（140g）
小麦粉	適量	適量
玉ねぎ（薄切り）	⅙個（30g）	¼個（50g）
A 片栗粉	小さじ1	小さじ2
┊ 塩・こしょう	各少々	各少々
卵	½個（25g）	½個（25g）
サラダ油	小さじ1	小さじ1
トマト水煮（缶）	1カップ	1カップ
B 砂糖	小さじ1	小さじ1
┊ コンソメ（顆粒）	小さじ¾	小さじ1
┊ こしょう	少々	少々
粉チーズ	小さじ1	小さじ2

おすすめ献立例 ＋ れんこんの マーマレードなます ▶P101　＋ きのこの ミルクスープ ▶P134

作り方

❶ 豆腐は粗くちぎってざるにのせ、10分ほど水けをきる。ピーマンは半分に切って種をとり、内側に小麦粉をまぶす。

❷ ボウルにひき肉と豆腐、A、溶いた卵を加えて混ぜ、**1**のピーマンに等分に詰める。

❸ フライパンにサラダ油を入れて中火で熱し、**2**の肉の面を下にして並べ入れ、色づくまで焼き、一度とり出す。

❹ 同じフライパンに玉ねぎとトマト水煮を入れて煮る。**B**を加え、混ぜながら約5分煮る。**3**を戻し、ふたをして弱火で、4〜5分蒸し煮にする。器に盛り、粉チーズをふる。

▼この料理の栄養価（1人分）

1日の摂取カロリー 1200〜1500kcalの人	1日の摂取カロリー 1600〜1800kcalの人
エネルギー **182kcal**	エネルギー **213kcal**
塩分 **1.1g**	塩分 **1.3g**
脂質 **7.2g**	脂質 **8.2g**
コレステロール **74mg**	コレステロール **82mg**

キャベツは梅肉であえてドレッシングなしに

ポークソテー

調理時間
15分

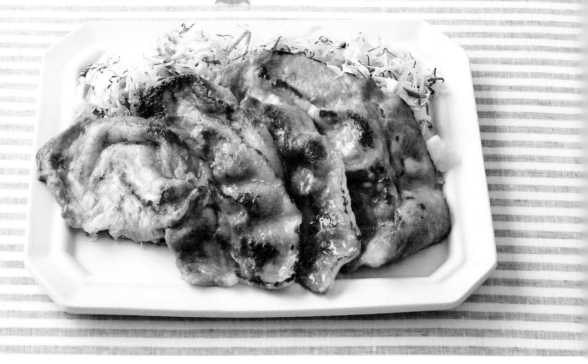

材料(2人分)

	1日の摂取カロリー 1200～ 1500kcalの人	1日の摂取カロリー 1600～ 1800kcalの人
豚ロース薄切り肉	4枚(110g)	6枚(120g)
A しょうゆ・みりん	各大さじ½	各小さじ2
片栗粉	小さじ1	小さじ1
ごま油	小さじ1	大さじ½
キャベツ	小2枚(80g)	2枚(100g)
青じそ	4枚	4枚
みょうが	1個(15g)	1個(15g)
梅干し(減塩タイプ)	1個(16g)	大1個(20g)

おすすめ献立例

+ ごぼうとにんじんの
炒め煮
▶P91

+ かぼちゃとひじき
のみそ汁
▶P139

▼この料理の栄養価(1人分)

1日の摂取カロリー 1200～ 1500kcalの人	1日の摂取カロリー 1600～ 1800kcalの人
エネルギー 186kcal	エネルギー 213kcal
塩分 1.0g	塩分 1.2g
脂質 12.7g	脂質 14.7g
コレステロール 34mg	コレステロール 37mg

作り方

① キャベツと青じそはせん切りに、みょうがは縦半分に切ってから薄切りにする。

② 梅干しは種をとって粗くたたく。1を加え、手で少ししんなりする程度まで混ぜる。

③ A を混ぜて豚肉にからめる。

④ フライパンにごま油を入れて弱火で熱し、3の豚肉を1枚ずつ広げて並べ入れたら、強めの中火にし、焼き色をつける。裏返してカリッとするまで焼く。

⑤ 器に2を盛り、4をのせる。

おいしい減塩のポイント 1

梅干しでつけ合わせの野菜に味をつける

つけ合わせのキャベツには、香味野菜のしそとみょうがを混ぜて梅肉であえます。香りがあり、ドレッシングをかけずに食べられるため、余分な油を使わず、減塩にもなります。

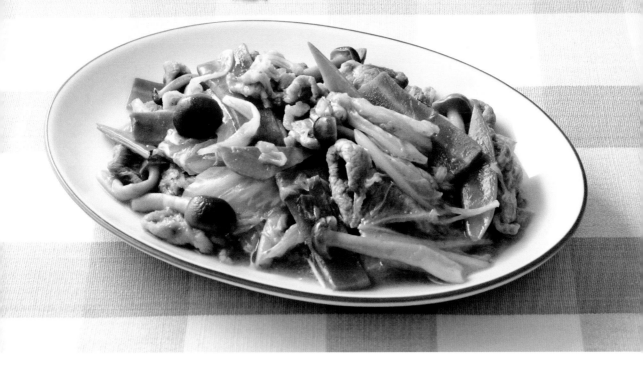

5種類の野菜と肉で、バランスのとれた一皿

豚の五宝菜 調理時間 20分

材料(2人分)

	1日の摂取カロリー 1200〜1500kcalの人	1日の摂取カロリー 1600〜1800kcalの人
豚もも薄切り肉	140g	150g
片栗粉・みりん	各小さじ1	各小さじ1
白菜	1½枚(135g)	2枚(180g)
長ねぎ	⅓本(20g)	½本(30g)
にんじん	¼本(40g)	¼本(40g)
しめじ	1パック(100g)	1パック(100g)
絹さや	5枚(10g)	10枚(20g)
ごま油	小さじ1	大さじ½
A 水	½カップ	½カップ
オイスターソース	小さじ1	大さじ½
鶏ガラスープの素(顆粒)	小さじ½	小さじ½
塩	ひとつまみ	ひとつまみ
こしょう	少々	少々
水溶き片栗粉*	大さじ1	大さじ1

＊片栗粉：水＝1：1の割合で作る。

作り方

① 豚肉はひと口大に切り、片栗粉とみりんをもみ込む。白菜は縦半分に切ってからそぎ切りにし、長ねぎは斜め薄切りにする。にんじんは3〜4cmの短冊切りに、しめじは小房に分ける。絹さやは斜め切りにする。

② フライパンにごま油を熱し、1の豚肉を炒める。肉の色が変わったら、1の絹さや以外の野菜を加えて強火にし、2〜3分炒める。

③ Aを加えて煮立ったら絹さやを加え、野菜に火が通るように1〜2分炒め煮にする。水溶き片栗粉を加えてとろみをつける。

おすすめ献立例

＋ きのこのピクルス ▶P95

＋ もやしとにらのザーサイスープ ▶P133

●この料理の栄養価(1人分)

1日の摂取カロリー 1200〜1500kcalの人	1日の摂取カロリー 1600〜1800kcalの人
エネルギー 187kcal	エネルギー 220kcal
塩分 1.1g	塩分 1.2g
脂質 9.0g	脂質 11.1g
コレステロール 44mg	コレステロール 51mg

脂身の少ない部位の肉とケチャップでカロリーオフ & 減塩

豚肉団子のケチャップ炒め

 調理時間 20分

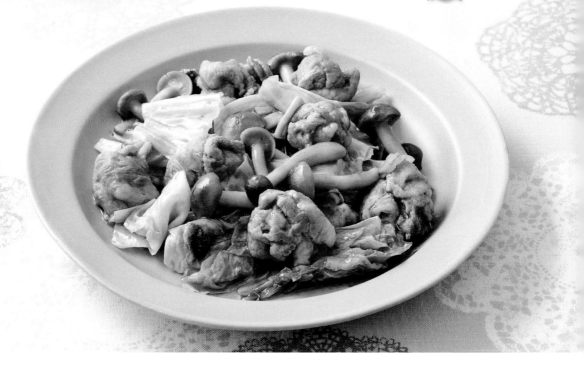

材料(2人分)

	1日の摂取カロリー 1200〜1500kcalの人	1日の摂取カロリー 1600〜1800kcalの人
豚赤身こま切れ肉*	120g	140g
キャベツ	2枚(100g)	2枚(100g)
塩・こしょう	各少々	各少々
小麦粉	小さじ2	大さじ1
しめじ	1パック(100g)	1パック(100g)
にんにく(みじん切り)	½片(5g)	½片(5g)
A トマトケチャップ・砂糖・酢	各大さじ1	各大さじ1
ウスターソース	大さじ½	小さじ2
オリーブ油	大さじ½	大さじ½

おすすめ献立例

+ パプリカのカッテージチーズあえ

▶P102

+ かぼちゃとひじきのみそ汁

▶P139

*豚赤身こま切れ肉がない場合は、豚もも薄切り肉で代用も可。

▼この料理の栄養価(1人分)

1日の摂取カロリー 1200〜1500kcalの人	1日の摂取カロリー 1600〜1800kcalの人
エネルギー 180kcal	エネルギー 195kcal
塩分 0.9g	塩分 1.1g
脂質 7.1g	脂質 7.7g
コレステロール 40mg	コレステロール 46mg

作り方

❶ キャベツは小さめのざく切りにし、電子レンジ（600W）で1分30秒加熱し、粗熱がとれたら水けをしぼる。しめじは小房に分ける。

❷ ボウルに豚肉（大きければ半分に切る）と塩、こしょう、にんにくを入れて軽くもみ、混ぜてなじませ、小麦粉をふり入れて混ぜ合わせる。

❸ フライパンにオリーブ油を入れて中火で熱し、❷をひと口大に丸めて並べ入れて両面を焼く。焼き色がついたら❶のキャベツとしめじを加えてさっと炒め、水大さじ2(分量外)とAを加える。強めの中火で、汁けがなくなるまで手早く炒める。

レタスの豚巻き焼き

調理時間 **20分**

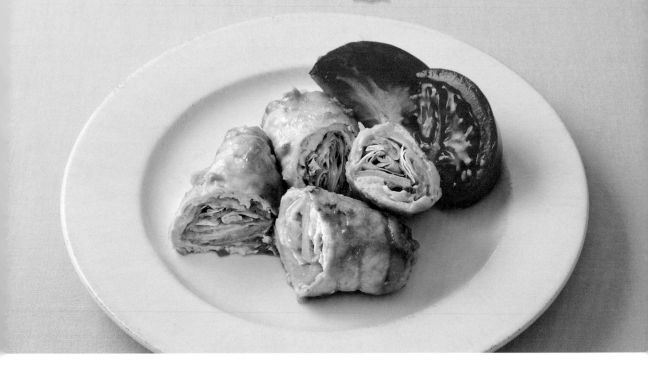

材料（2人分）

	1日の摂取カロリー 1200〜1500kcalの人	1日の摂取カロリー 1600〜1800kcalの人
豚もも薄切り肉（しゃぶしゃぶ用）	6枚（120g）	8枚（140g）
レタス	⅓個（160g）	½個（180g）
片栗粉	適量	適量
ごま油	大さじ½	小さじ2
トマト	½個（80g）	½個（80g）
A めんつゆ（3倍濃縮）・酒	各大さじ1	各小さじ4
おろししょうが	1かけ分（10g）	1かけ分（10g）

おすすめ献立例

+ じゃがいもの
　きのこサラダ

▶P94

+ トマトと卵の
　チーズスープ

▶P134

▼この料理の栄養価（1人分）

1日の摂取カロリー 1200〜1500kcalの人		1日の摂取カロリー 1600〜1800kcalの人	
エネルギー	190kcal	エネルギー	212kcal
塩分	1.0g	塩分	1.3g
脂質	10.3g	脂質	11.3g
コレステロール	40mg	コレステロール	47mg

作り方

❶ レタスは細切りにし、湯を回しかけて水けをしぼる。

❷ 豚肉を2枚1組にして少し重ねて並べ、その上に❶の¼量* を手前にのせて、きつめに巻く。残りも同様に作る。巻き終わったら、片栗粉を全体に薄くまぶしつける。

❸ フライパンにごま油を入れて中火で熱し、❷の巻き終わりを下にして並べ入れる。転がしながら焼き目がつくまで焼き、とり出す。

❹ Aをフライパンに入れて煮立てたら❸を戻し入れて、照りが出るまで再度焼く。薄いくし形切りにしたトマトとともに器に盛る。

＊ 1日の摂取カロリーが1200〜1500kcalの人は⅓量に。

牛乳で煮ることでやさしい味に

ブロッコリーと豚肉のミルク煮

調理時間 **20分**

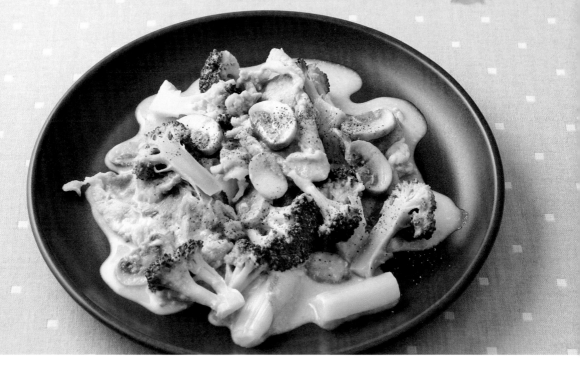

材料(2人分)

	1日の摂取カロリー 1200〜 1500kcalの人	1日の摂取カロリー 1600〜 1800kcalの人
豚もも薄切り肉	120g	140g
片栗粉	大さじ½	小さじ2
ブロッコリー	⅓株(80g)	½株(120g)
マッシュルーム	4個(40g)	4個(40g)
長ねぎ	1本(60g)	1本(60g)
オリーブ油	小さじ1	小さじ1
牛乳(低脂肪)	½カップ	½カップ
コンソメ(顆粒)	小さじ½	小さじ⅔
塩・黒こしょう	各少々	各少々

おすすめ献立例

+ パプリカの
  ごま酢あえ
▶P102

+ オクラの
  ゼリーよせ
▶P96

▼この料理の栄養価(1人分)

1日の摂取カロリー 1200〜 1500kcalの人		1日の摂取カロリー 1600〜 1800kcalの人	
エネルギー	181kcal	エネルギー	209kcal
塩分	0.9g	塩分	1.0g
脂質	9.0g	脂質	10.2g
コレステロール	44mg	コレステロール	51mg

作り方

❶ ブロッコリーは小房に分けて、大きければ半分に切る。マッシュルームは薄切りにする。長ねぎは3cm長さのぶつ切りにする。

❷ 豚肉は長さを半分に切り、片栗粉を薄くまぶしつける。

❸ フライパンにオリーブ油を入れて中火で熱し、**1**の長ねぎを入れて転がしながら焼く。焼き色がついたらマッシュルームも加えて炒め、水¼カップ、コンソメを加えて強火にする。

❹ 煮立ったら豚肉をできるだけ広げて入れ、肉の色が変わってきたら、ブロッコリーと牛乳を加えて強めの中火にする。汁けが少なくなるまで4〜5分煮詰め、塩、黒こしょうで味を調える。

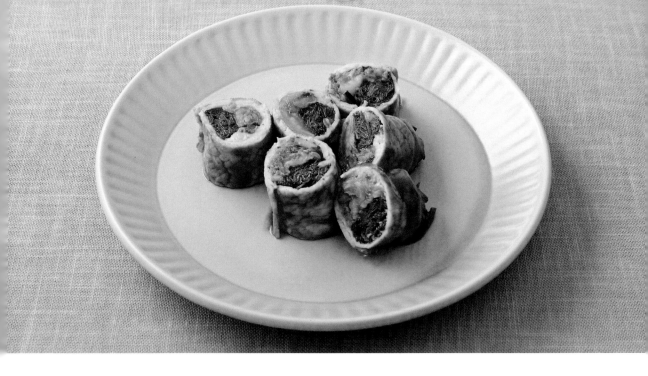

豚肉とキムチの辛みが、とにかく合う！

豚にらキムチ巻き

調理時間 **20**分

材料(2人分)

	1日の摂取カロリー 1200～1500kcalの人	1日の摂取カロリー 1600～1800kcalの人
豚もも薄切り肉（しゃぶしゃぶ用）	6～7枚(140g)	8枚(160g)
にら	⅔束(60g)	1束(90g)
白菜キムチ	40g	40g
ごま油	大さじ½	大さじ½
A コチュジャン・酒・水	各大さじ½	各大さじ½
砂糖	小さじ1	小さじ1
しょうゆ	小さじ⅓	小さじ⅓

おすすめ献立例

＋ 春菊とえのきのおひたし

▶P95

＋ 根菜汁

▶P137

▼この料理の栄養価(1人分)

1日の摂取カロリー 1200～1500kcalの人		1日の摂取カロリー 1600～1800kcalの人	
エネルギー	179kcal	エネルギー	199kcal
塩分	1.1g	塩分	1.2g
脂質	10.6g	脂質	11.7g
コレステロール	47mg	コレステロール	54mg

作り方

1 にらはさっとゆでてざるにあげ、軽く水けをしぼって長さを半分に切る。キムチは細かく刻む。

2 豚肉は3～4枚ずつ少し重ねながら並べて広げ、手前に**1**の半量をのせて巻く。同様にもう1本作る。

3 フライパンにごま油を入れて中火で熱し、**2**の巻き終わりを下にして並べ入れ、転がしながら全体に焼き目をつける。**A**を加えて、フライパンを揺すりながら、照りが出るまで煮からめる。

4 食べやすい大きさに切り、器に盛る。

> **コレステロールを抑えるワザ 2**
>
> **にらのクロロフィル**が有効成分
>
> にらには、コレステロール値を下げるクロロフィルが多く含まれています。また血中脂質を正常にするはたらきもあり、積極的に食べたい野菜のひとつです。

だしをきかせて肉と野菜のうまみを閉じ込める

白菜のロール煮

調理時間 **40分**

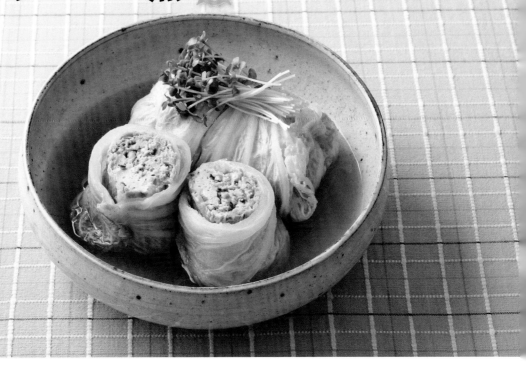

材料(2人分)

	1日の摂取カロリー 1200～1500kcalの人	1日の摂取カロリー 1600～1800kcalの人
白菜	4枚（360g）	4枚（360g）
豚赤身ひき肉	110g	120g
木綿豆腐	⅓丁（100g）	½丁（150g）
A 卵	1個（50g）	1個（50g）
しいたけ（みじん切り）	1枚（15g）	1枚（15g）
にんじん（みじん切り）	⅑本（20g）	⅑本（20g）
長ねぎ（みじん切り）	¼本（15g）	¼本（15g）
しょうゆ	小さじ½	小さじ½
塩	少々	少々
B だし汁	2カップ	2カップ
酒	大さじ1	大さじ1
みりん	小さじ1	小さじ1
しょうゆ	小さじ1	小さじ1
鶏ガラスープの素（顆粒）	小さじ½	小さじ½

おすすめ献立例

+ ほうれん草と
ひじきの納豆あえ
▶P99

+ 焼きねぎと三つ葉
のすまし汁
▶P137

作り方

❶ 白菜はさっと水にくぐらせ、軸の向きを交互にして重ね、ラップでふんわり包み、電子レンジ（600W）で4～5分加熱する。

❷ ボウルにひき肉とAを入れて粘りが出るまで混ぜ、水けをきった豆腐も加え混ぜる。

❸ 1の芯をそいで厚みを均等にし、2を4等分の俵形にしてのせ、手前から左右を折りたたみながら巻いて、楊枝でとめる。

❹ 鍋に巻き終わりを下にして並べ、Bを入れ中火にかける。煮立ったら弱めの中火で落としぶたをし、15分煮る。楊枝をはずし器に盛り、スプラウト適量（分量外）をのせる。

▼この料理の栄養価(1人分)

1日の摂取カロリー 1200～1500kcalの人		1日の摂取カロリー 1600～1800kcalの人	
エネルギー	182kcal	エネルギー	206kcal
塩分	1.2g	塩分	1.2g
脂質	7.3g	脂質	8.7g
コレステロール	129mg	コレステロール	133mg

肉詰めしいたけのあんかけ

調理時間 **30分**

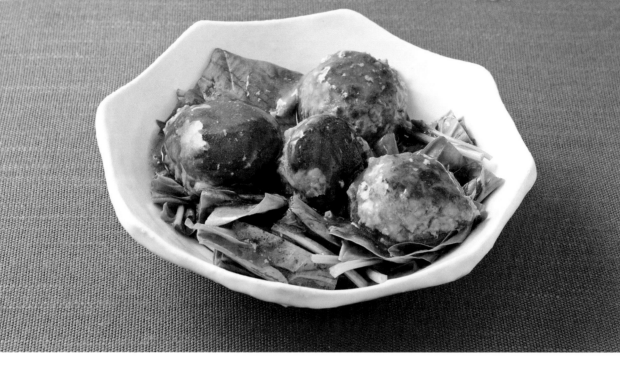

材料（2人分）

	1日の摂取カロリー 1200〜1500kcalの人	1日の摂取カロリー 1600〜1800kcalの人
しいたけ	8枚（80g）	8枚（80g）
片栗粉	適量	適量
豚赤身ひき肉	140g	150g
A 長ねぎ（みじん切り）	5㎝（10g）	5㎝（10g）
酒	小さじ1	大さじ1
おろししょうが	小さじ1	小さじ1
ごま油	小さじ1	大さじ½
サラダほうれん草	⅓束（100g）	½束（120g）
水	½カップ	½カップ
B 黒酢*1	大さじ1	大さじ1
砂糖	小さじ2	小さじ2
しょうゆ・トマトケチャップ	各大さじ½	各大さじ½
鶏ガラスープの素（顆粒）	小さじ¼	小さじ⅓
水溶き片栗粉*2	小さじ2	小さじ2

＊1　黒酢がなければ穀物酢などでも可。
＊2　片栗粉：水＝1：1の割合で作る。

作り方

❶　ほうれん草は4〜5㎝長さに切り、水けをきって器に広げ入れる。

❷　しいたけは石づきをとり、軸はみじん切りにする。ひき肉、**A**と一緒にボウルに入れて粘りが出るまでよく混ぜ、片栗粉をまぶしたしいたけの内側に詰めて、形を整える。

❸　フライパンにごま油を入れて中火で熱し、**2**のタネの面を下にして並べ入れ、1〜2分焼く。水と**B**を加えて煮立ったら、弱めの中火で時々フライパンを揺らしながら約10分煮る。水溶き片栗粉でとろみをつけ、**1**に汁ごとのせる。

▼この料理の栄養価（1人分）

1日の摂取カロリー 1200〜1500kcalの人		1日の摂取カロリー 1600〜1800kcalの人	
エネルギー	179kcal	エネルギー	202kcal
塩分	1.2g	塩分	1.2g
脂質	6.6g	脂質	7.9g
コレステロール	47mg	コレステロール	50mg

おすすめ献立例

＋ パプリカのきな粉あえ ▶P103

＋ 水菜と桜えびのスープ ▶P132

汁けがなくなるまで炒めて味をなじませる

牛肉のオイスターソース炒め

調理時間 **20**分

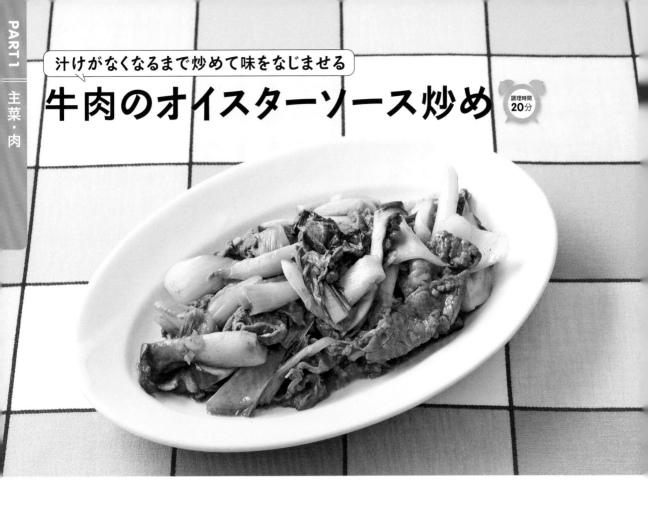

材料(2人分)

	1日の摂取カロリー 1200～1500kcalの人	1日の摂取カロリー 1600～1800kcalの人
牛赤身(もも)切り落とし肉	140g	160g
チンゲン菜	1株(100g)	1株(100g)
エリンギ	小2本(80g)	小2本(80g)
長ねぎ	1本(60g)	1本(60g)
しょうが(みじん切り)	1かけ(10g)	1かけ(10g)
ごま油	大さじ½	大さじ½
A 水	大さじ1	大さじ1
酒	小さじ2	大さじ1
オイスターソース	大さじ½	小さじ2
しょうゆ	小さじ1	小さじ1
砂糖	小さじ½	小さじ½

作り方

❶ 牛肉はひと口大に切り、エリンギは縦半分に切ってから薄切りに、長ねぎは斜め薄切りにする。チンゲン菜は葉と茎に切り分け、茎は斜め2cm幅に切り、葉はざく切りにする。

❷ フライパンにごま油としょうがを入れて中火で熱し、香りが立ったら牛肉と長ねぎを入れて、ほぐしながら炒める。

❸ 肉の色が変わったら、エリンギとチンゲン菜の茎、Aを加え、汁けがなくなるまで炒める。チンゲン菜の葉を加えて、手早く炒め合わせる。

おすすめ献立例

わかめと
＋ 切り干し大根の
　中華サラダ

▶P99

＋ 根菜汁

▶P137

▼この料理の栄養価(1人分)

1日の摂取カロリー 1200～1500kcalの人	1日の摂取カロリー 1600～1800kcalの人
エネルギー **177kcal**	エネルギー **193kcal**
塩分 **1.1g**	塩分 **1.3g**
脂質 **9.3g**	脂質 **10.2g**
コレステロール **44mg**	コレステロール **50mg**

牛肉とトマト、なすの洋風炒め

調理時間
40分

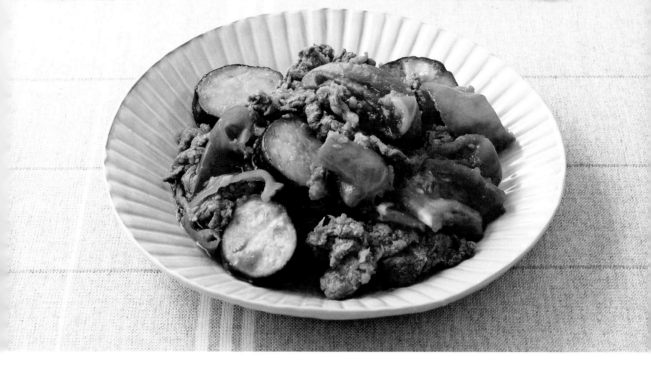

材料(2人分)

	1日の摂取カロリー 1200〜1500kcalの人	1日の摂取カロリー 1600〜1800kcalの人
牛赤身切り落とし肉	130g	140g
玉ねぎ	½個(100g)	½個(100g)
A トマトケチャップ	大さじ1	大さじ1
しょうゆ	大さじ½	大さじ½
なす	2本(120g)	2本(120g)
ピーマン	2個(90g)	2個(90g)
トマト	1個(150g)	1個(150g)
オリーブ油	大さじ½	小さじ2
塩・こしょう	各少々	各少々

おすすめ献立例

+ アボカド
  もずく酢

▶P106

+ 水菜と桜えびの
  スープ

▶P132

▼この料理の栄養価(1人分)

1日の摂取カロリー 1200〜1500kcalの人		1日の摂取カロリー 1600〜1800kcalの人	
エネルギー	186kcal	エネルギー	202kcal
塩分	1.1g	塩分	1.1g
脂質	8.9g	脂質	10.3g
コレステロール	41mg	コレステロール	44mg

作り方

❶ ボウルに玉ねぎをすりおろして、**A**を入れて混ぜる。牛肉を入れてもみ込み、10〜20分漬けておく。

❷ なすは1cm厚さの輪切りに、ピーマンは縦半分に切ってから1cm幅の斜め切りに、トマトはくし形に切る。

❸ 深めのフライパンにオリーブ油を入れて中火で熱し、**1**の牛肉を汁けを軽くきって炒め、肉の色が変わってきたら、**2**のなすを加えて炒める。

❹ 全体になじんだら、牛肉の漬けだれの残りを加えて、トマトを入れる。強火にして大きく炒め、塩、こしょうで味を調え、ピーマンを加えて炒める。

低温でじっくり揚げて、外はカリッと中はジューシー

鶏手羽先の素揚げ

調理時間 **10分**（漬け込む時間は除く）

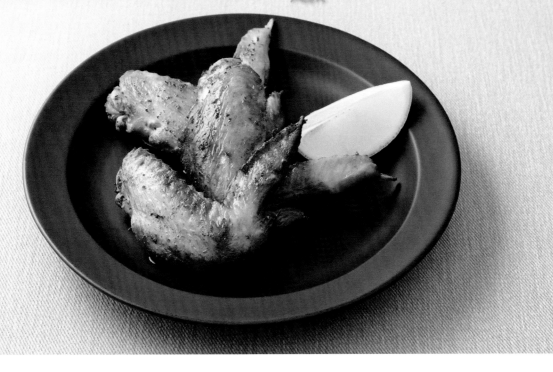

材料（2人分）

	1日の摂取カロリー 1200〜1500kcalの人	1日の摂取カロリー 1600〜1800kcalの人
鶏手羽先	大4本（200g）	6本（270g）
A 酒	大さじ1	大さじ1
ゆずこしょう	小さじ1	小さじ1
おろしにんにく	小さじ1	小さじ1
鶏ガラスープの素（顆粒）	小さじ¼	小さじ¼
揚げ油	適量	適量
レモン（くし形切り）	½個	½個

作り方

❶ Aをよく混ぜてポリ袋などに入れ、手羽先を加えてもみ込み、口を閉じてそのまま半日〜ひと晩おく。

❷ 鍋に揚げ油を入れて150〜160℃に熱し、汁けをきった❶を入れ、7〜8分ゆっくりと揚げる。

❸ カリッとして火が通ったら、とり出して油をきる。器に盛り、レモンを添える。

おすすめ献立例

+ スライスごぼうの梅かつおあえ

▶P91

+ かぼちゃとひじきのみそ汁

▶P139

▼この料理の栄養価（1人分）

1日の摂取カロリー 1200〜1500kcalの人	1日の摂取カロリー 1600〜1800kcalの人
エネルギー **162kcal**	エネルギー **202kcal**
塩分 **1.1g**	塩分 **1.2g**
脂質 **12.8g**	脂質 **16.3g**
コレステロール **72mg**	コレステロール **90mg**

カロリーオフのヒケツ 2

衣をつけずに揚げるのがコツ

小麦粉や片栗粉の衣をつけて揚げると油を吸う量が増え、その分エネルギーもアップしてしまいます。ゆずこしょうとにんにくをきかせて味つけをして、素揚げにすれば、衣がなくてもおいしく、あまり油も吸わないためエネルギーを抑えることができます。

鶏肉の梅こしょうロール

調理時間 **20分**

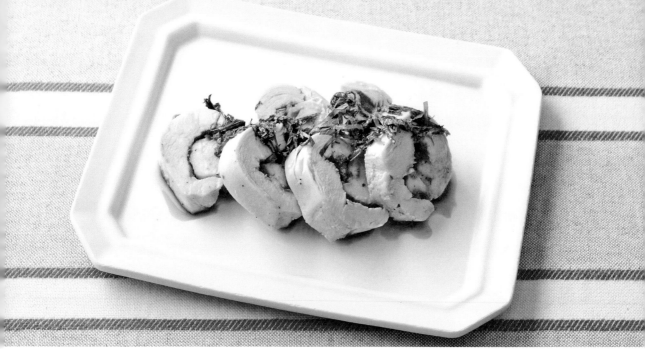

材料(2人分)

	1日の摂取カロリー 1200～1500kcalの人	1日の摂取カロリー 1600～1800kcalの人
鶏むね肉	200g	220g
砂糖	小さじ1	小さじ1
塩	少々	少々
梅干し(減塩タイプ)	大2個(40g)	大2個(40g)
粗びき黒こしょう	小さじ½	小さじ½
青じそ	4～5枚	4～5枚
A ポン酢しょうゆ	大さじ1	大さじ1
↓ オリーブ油	大さじ½	小さじ2

おすすめ献立例

+ ごぼうの
トマトきんぴら
▶P90

+ 油揚げと切り干し
大根のみそ汁
▶P139

▼この料理の栄養価(1人分)

1日の摂取カロリー 1200～1500kcalの人		1日の摂取カロリー 1600～1800kcalの人	
エネルギー	176kcal	エネルギー	198kcal
塩分	1.2g	塩分	1.2g
脂質	9.0g	脂質	10.6g
コレステロール	73mg	コレステロール	81mg

作り方

❶ 鶏肉は砂糖と塩をもみ込み、しっとりとなじんだら、観音開きにする。ラップではさみ、厚さが均等になるように、麺棒などでたたいてのばす。

❷ 梅干しは種をとって包丁でたたき、❶の鶏肉の上全体に塗り広げ、こしょうをまんべんなくふる。手前からクルクルと巻き、ラップで包む。電子レンジ(600W)で4分30秒～5分加熱する。蒸し器なら中火で15～20分程度蒸す。

❸ 粗熱がとれたらラップをはずし、食べやすい大きさに切り、器に盛る。せん切りにした青じそをのせ、Aを混ぜてかける。

44

とろとろの卵がアクセントに

ごろごろ鶏ささみの中華卵とじ

調理時間 **20分**

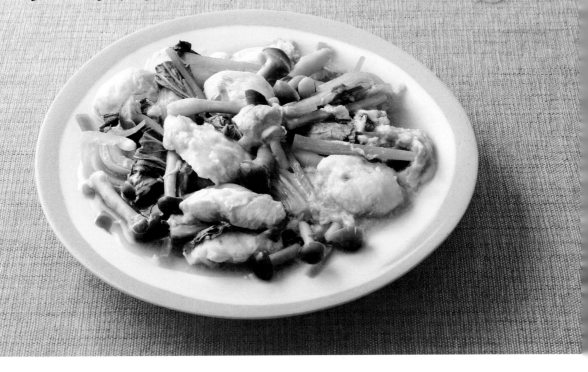

材料(2人分)

	1日の摂取カロリー 1200〜 1500kcalの人	1日の摂取カロリー 1600〜 1800kcalの人
鶏ささみ	大3本(180g)	4本(200g)
酒	大さじ½	小さじ2
片栗粉	小さじ4	大さじ1½
チンゲン菜	1株(100g)	1株(100g)
しめじ	1パック(100g)	1パック(100g)
にんじん	⅛本(20g)	⅛本(20g)
卵	1個(50g)	1個(50g)
鶏ガラスープの素(顆粒)	小さじ⅓	小さじ½
しょうゆ	小さじ1	小さじ1

おすすめ献立例

+ れんこんの
  ソース炒め

▶P101

+ きゅうりと
  キムチのスープ

▶P135

▼この料理の栄養価(1人分)

1日の摂取カロリー 1200〜 1500kcalの人		1日の摂取カロリー 1600〜 1800kcalの人	
エネルギー	179kcal	エネルギー	191kcal
塩分	1.2g	塩分	1.2g
脂質	4.1g	脂質	4.2g
コレステロール	152mg	コレステロール	159mg

作り方

❶ チンゲン菜は葉と茎に分け、茎は6等分に切り、葉はざく切りにする。しめじは小房に分ける。にんじんは細切りにする。鶏ささみは、ひと口大のそぎ切りにし、酒と片栗粉をもみ込む。

❷ 鍋に水1½カップと鶏ガラスープの素を入れて中火で煮立て、❶のチンゲン菜の茎とにんじんを加える。再度煮立ったら、鶏ささみを1切れずつ入れて煮る。煮立ったらしょうゆを加えて弱火にし、しめじを加えてふたをして3〜4分煮る。

❸ チンゲン菜の葉を加えてひと煮し、溶きほぐした卵を回し入れて火を止める。好みで酢小さじ2(分量外)を回し入れ、器に盛り、ラー油適量(分量外)をたらす。

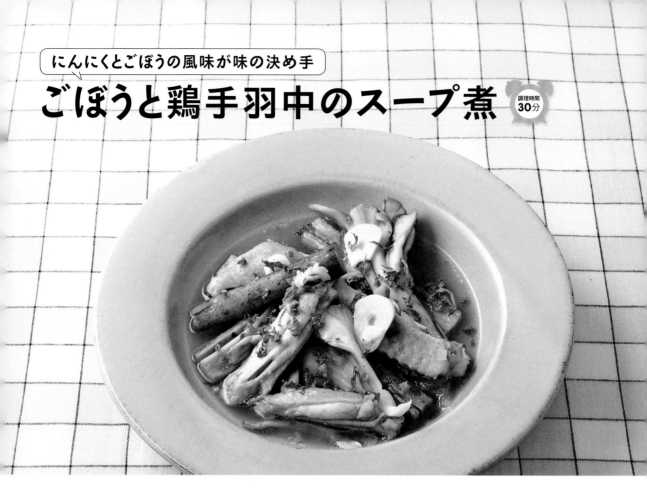

にんにくとごぼうの風味が味の決め手

ごぼうと鶏手羽中のスープ煮

調理時間 **30分**

材料(2人分)

	1日の摂取カロリー 1200〜1500kcalの人	1日の摂取カロリー 1600〜1800kcalの人
鶏手羽中	6本(140g)	8本(210g)
塩・こしょう	各少々	各少々
ごぼう	1本(140g)	1本(140g)
玉ねぎ(みじん切り)	¼個(50g)	¼個(50g)
にんにく(うす切り)	1かけ(10g)	1かけ(10g)
まいたけ(小房にほぐす)	1パック(100g)	1パック(100g)
オリーブ油	大さじ½	大さじ½
白ワイン	小さじ2	大さじ1
鶏ガラスープの素(顆粒)	小さじ⅔	小さじ¾
水	1カップ	1カップ
こしょう	少々	少々
パセリ(みじん切り)	適量	適量

作り方

1 鶏手羽中は骨にそって切り込みを入れて、塩、こしょうをもみ込む。ごぼうは麺棒などでたたいて、ひと口大に割る。

2 深めのフライパンにオリーブ油を弱火で熱し、**1**の鶏手羽中の皮を下にして入れ、焼き目をつけて、とり出す。同じフライパンに玉ねぎ、にんにく、ごぼうを入れて炒め、白ワインをふり入れる。煮立ったら、鶏肉を戻し入れ、水、鶏ガラスープの素を入れて強火にかける。

3 煮立ったらまいたけを加えてふたをし、弱火で10〜12分煮る。こしょうで味を調え、パセリを散らす。

▼この料理の栄養価(1人分)

1日の摂取カロリー 1200〜1500kcalの人		1日の摂取カロリー 1600〜1800kcalの人	
エネルギー	176kcal	エネルギー	215kcal
塩分	1.0g	塩分	1.1g
脂質	9.2g	脂質	12.0g
コレステロール	45mg	コレステロール	67mg

おすすめ献立例

+ ブロッコリーと焼き油揚げのからしあえ

▶P93

+ こんにゃくの昆布じめ

▶P104

減塩タイプの梅干しでも大満足

豆腐鶏つくねの梅照り焼き

調理時間 **30分**

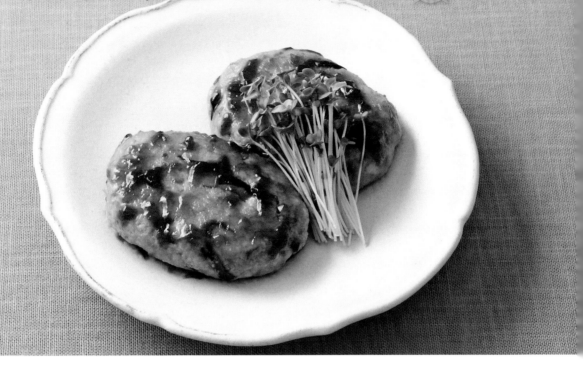

材料(2人分)

	1日の摂取カロリー 1200〜 1500kcalの人	1日の摂取カロリー 1600〜 1800kcalの人
木綿豆腐	大⅓丁(120g)	½丁(150g)
鶏むねひき肉	90g	100g
しいたけ	2枚(30g)	2枚(30g)
しょうゆ	小さじ½	小さじ½
片栗粉	大さじ2	大さじ2
ごま油	小さじ1	大さじ½
梅干し(減塩タイプ)	1個(15g)	1個(15g)
Aみりん・酒・水	各大さじ1	各大さじ1
└ しょうゆ	大さじ½	大さじ½

おすすめ献立例

＋ れんこんの みそあえ
▶P100

＋ 油揚げと切り干し 大根のみそ汁
▶P139

▼この料理の栄養価(1人分)

1日の摂取カロリー 1200〜 1500kcalの人	1日の摂取カロリー 1600〜 1800kcalの人
エネルギー **185kcal**	エネルギー **205kcal**
塩分 **1.2g**	塩分 **1.2g**
脂質 **6.0g**	脂質 **7.7g**
コレステロール **36mg**	コレステロール **36mg**

作り方

❶ 豆腐はペーパータオルに包んで耐熱皿にのせ、電子レンジ(600W)で2〜3分加熱する。粗熱がとれるまでおき、水けをきる。しいたけは半分に切ってから薄切りにする。

❷ ボウルにひき肉としょうゆ、しょうが汁小さじ1(分量外)、**❶**の豆腐、片栗粉を加えてよく混ぜ、粘りが出たらしいたけを加えて混ぜ、4等分にして小判形に丸める。

❸ 梅干しは種をとって包丁でたたき、**A**を加えて混ぜる。

❹ フライパンにごま油を入れて熱し、**❷**を並べ入れて両面をこんがりと焼き、**❸**を加えて上下を返しながら煮からめて器に盛り、スプラウト適量(分量外)を添える。

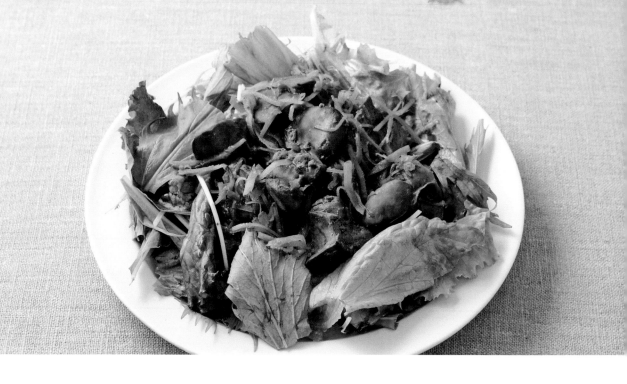

しょうがとみその風味でおいしく減塩

鶏レバーのみそ煮サラダ

調理時間 **20分**

材料(2人分)

	1日の摂取カロリー 1200～1500kcalの人	1日の摂取カロリー 1600～1800kcalの人
鶏レバー	180g	200g
酒	¼カップ	¼カップ
しょうが(せん切り)	大1かけ(20g)	大1かけ(20g)
水溶き片栗粉*	小さじ4	小さじ4
サニーレタス	2～3枚(60g)	2～3枚(60g)
水菜	1株(40g)	1株(40g)
A みそ	小さじ2	小さじ2
みりん	小さじ1	大さじ½
しょうゆ	小さじ½	小さじ½
ごま油	小さじ½	小さじ1

＊片栗粉：水＝1：1の割合で作る。

おすすめ献立例

＋ 長いもの
酢じょうゆ炒め
▶P107

＋ 焼きねぎと三つ葉
のすまし汁
▶P137

▼この料理の栄養価(1人分)

1日の摂取カロリー 1200～1500kcalの人		1日の摂取カロリー 1600～1800kcalの人	
エネルギー	171kcal	エネルギー	190kcal
塩分	1.1g	塩分	1.2g
脂質	4.3g	脂質	5.6g
コレステロール	333mg	コレステロール	370mg

作り方

① レバーはひと口大に切り、流水でよく洗って水けをきり、ペーパータオルなどにはさんで余分な水けや汚れをとる。

② 鍋に酒と水⅓カップ、レバーを入れて煮立たせ、アクをとる。しょうがとAを入れ、強めの中火で7～8分煮て、水溶き片栗粉を加えてとろみをつける。

③ 器にちぎったサニーレタスと刻んだ水菜を盛り、その上に2をのせ、煮汁をかける。

おいしい減塩のポイント 2

煮ものをドレッシング代わりに

生野菜にドレッシングをかけると塩分量が高くなってしまいます。ドレッシングの代わりに煮ものをのせれば、しんなりしてたくさん食べられ、余分な塩分をとらずにすみます。

たっぷりの具を油揚げで巻いた食べごたえのある一品

信田巻き蒸し

調理時間 **40分**

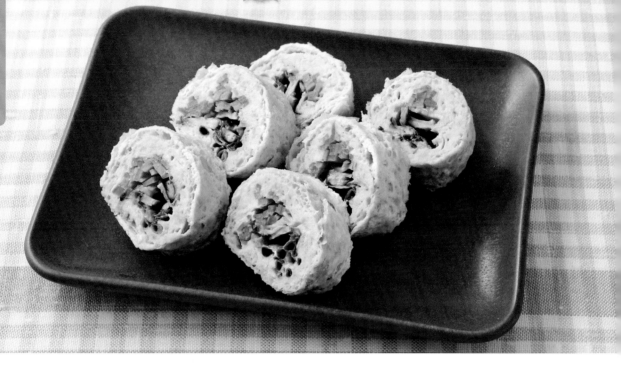

材料(2人分)

	1日の摂取カロリー 1200〜1500kcalの人	1日の摂取カロリー 1600〜1800kcalの人
油揚げ	1枚(40g)	小2枚(60g)
鶏むねひき肉	160g	180g
片栗粉	小さじ1	大さじ½
にんじん	⅙本(30g)	大¼本(40g)
小ねぎ	2〜3本(10g)	4〜5本(20g)
しいたけ	2枚(30g)	3枚(45g)
長ねぎ	⅓本(20g)	⅓本(20g)
塩	小さじ¼	小さじ¼
酒	小さじ2	大さじ1

おすすめ献立例

+ 小松菜とわかめ
  のじゃこ炒め
  ▶P98

+ たっぷりしょうが
  のしじみ汁
  ▶P138

▼この料理の栄養価(1人分)

1日の摂取カロリー 1200〜1500kcalの人		1日の摂取カロリー 1600〜1800kcalの人	
エネルギー	165kcal	エネルギー	208kcal
塩分	0.8g	塩分	0.9g
脂質	6.3g	脂質	8.9g
コレステロール	58mg	コレステロール	65mg

作り方

❶ 油揚げは湯を回しかけて油抜きをし、長い辺を1辺残して、三方の端を薄く切り落として1枚にはがし広げる。

❷ にんじんはせん切りにし、小ねぎは長さを半分に切り、しいたけは薄切りに、長ねぎはみじん切りにする。

❸ ボウルにひき肉と**2**の長ねぎ、塩、しょうが汁小さじ1(分量外)、酒、片栗粉を入れて、粘りが出るまでよく練り混ぜる。

❹ ラップを巻きす代わりにおいて、**1**の油揚げ1枚を表を上にしてのせる。向こう側を1〜2cmほどあけて、**3**の半量を平らに広げ、手前に**2**のにんじん、小ねぎ、しいたけをのせて、ラップを使って巻く。同じものをもう1本作る。*

❺ 耐熱皿に**4**の巻き終わりを下にして並べ、蒸し器で強火で18〜20分蒸す。ラップをとり、ひと口大に切って器に盛る。

*1日の摂取カロリーが1200〜1500kcalの人は油揚げ1枚で全量を巻く。

たっぷりの大根おろしでいただく

鶏肉のおろし煮

調理時間 **20分**

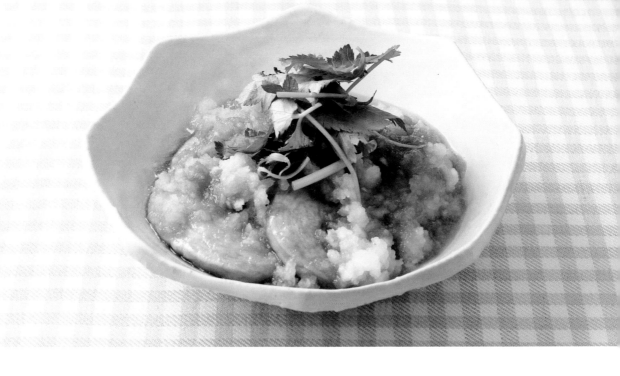

材料(2人分)

	1日の摂取カロリー 1200〜 1500kcalの人	1日の摂取カロリー 1600〜 1800kcalの人
鶏むね肉（皮なし）	1枚(180g)	1枚(200g)
片栗粉	適量	適量
ごま油	大さじ½	小さじ2
大根	200g	200g
A だし汁	½カップ	½カップ
酒	大さじ1	大さじ1½
しょうゆ	小さじ2	小さじ2
砂糖・酢	各小さじ1	各小さじ1
三つ葉	½束(10g)	½束(10g)

おすすめ献立例

➕ アボカドもずく酢

▶P106

➕ こんにゃくの
高菜炒め

▶P105

▼この料理の栄養価(1人分)

1日の摂取カロリー 1200〜 1500kcalの人	1日の摂取カロリー 1600〜 1800kcalの人
エネルギー **174kcal**	エネルギー **198kcal**
塩分 **1.0g**	塩分 **1.0g**
脂質 **4.8g**	脂質 **6.0g**
コレステロール **65mg**	コレステロール **72mg**

作り方

❶ 大根はおろしてざるにあげ、汁はとっておく。鶏肉はひと口大のそぎ切りにし、片栗粉を薄くまぶしつける。

❷ 深めのフライパンにごま油を入れて中火で熱し、❶の鶏肉を並べ入れて両面をこんがりと焼く。

❸ Aを加えて煮立ったら❶の大根おろしの汁を加えて落としぶたをし、弱めの中火で5〜6分煮る。残りの大根おろしを入れてすぐに火を止め、器に盛り、刻んだ三つ葉をのせる。

おすすめ食材 1

鶏肉は皮をとって食べる

牛や豚、鶏肉には血中脂質を増やして動脈硬化を促す飽和脂肪酸が多く含まれます。鶏肉は肉の中では飽和脂肪酸が少ないおすすめ食材。さらに皮をとると大幅に減らせます。カロリーも減らせるので、肥満防止にもなります。

ポン酢をきかせたネバネバのオクラが味の決め手

ささみのオクラソース

調理時間 **15分**

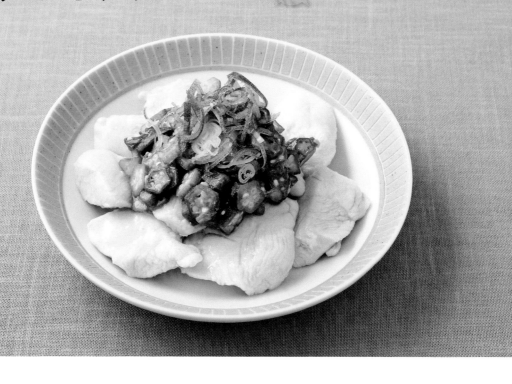

材料(2人分)

	1日の摂取カロリー 1200～1500kcalの人	1日の摂取カロリー 1600～1800kcalの人
鶏ささみ	4本(200g)	大4本(220g)
片栗粉	大さじ2	大さじ2
オクラ	12本(120g)	12本(120g)
みょうが	2個(30g)	2個(30g)
練りわさび	小さじ1	小さじ1
ポン酢しょうゆ	大さじ1½	大さじ1½
ごま油	小さじ½	小さじ1

作り方

① 鶏ささみはひと口大のそぎ切りにして、片栗粉を薄くまぶしつける。

② オクラはさっとゆでて、ごく薄切りにする。わさびにポン酢しょうゆとごま油を加えて溶きのばし、オクラと混ぜる。

③ 鍋にたっぷりの湯を沸かし、鶏ささみを入れて、浮き上がってきたらさらに1～2分ゆでてざるにあげる。

④ 器に **3** を盛り、**2** をかけて、小口切りにしたみょうがをのせる。

おすすめ献立例

ごぼうの
トマトきんぴら
▶P90

もやしとにらの
ザーサイスープ
▶P133

▼この料理の栄養価(1人分)

1日の摂取カロリー 1200～1500kcalの人		1日の摂取カロリー 1600～1800kcalの人	
エネルギー	169kcal	エネルギー	188kcal
塩分	1.1g	塩分	1.1g
脂質	2.3g	脂質	3.4g
コレステロール	66mg	コレステロール	73mg

おいしい減塩のポイント **3**

オクラのネバネバがポイント

ささみには下味をつけず、オクラのネバネバでポン酢をコーティングしたソースでいただきます。ネバネバがポン酢を閉じ込めるので、しっかり味がからみます。

たれに漬け込めば、減塩でもしっかりした味に

鶏手羽中のくわ焼き

調理時間 **15分**

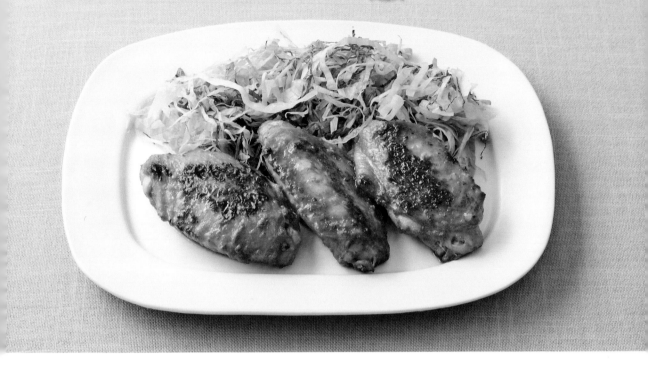

材料(2人分)

	1日の摂取カロリー 1200〜1500kcalの人	1日の摂取カロリー 1600〜1800kcalの人
鶏手羽中	大4本(200g)	6本(270g)
ごま油	大さじ½	大さじ½
酒	大さじ1	大さじ1
レタス	3〜4枚(60g)	3〜4枚(60g)
青じそ	3枚	3枚
A おろししょうが	1かけ分(10g)	1かけ分(10g)
しょうゆ・みりん	各小さじ2	各小さじ2
酢	小さじ1	小さじ1
砂糖	小さじ½	小さじ½

おすすめ献立例

+ パプリカのカッテージチーズあえ
▶P102

+ かぶのポタージュ
▶P136

▼この料理の栄養価(1人分)

	1日の摂取カロリー 1200〜1500kcalの人	1日の摂取カロリー 1600〜1800kcalの人
エネルギー	178kcal	206kcal
塩分	1.0g	1.1g
脂質	12.4g	14.5g
コレステロール	72mg	88mg

作り方

1. 鶏手羽中は骨にそって切り込みを入れて開く。**A** を混ぜて、鶏肉を上下に返しながら約5分漬ける。漬け汁はとっておく。

2. フライパンにごま油を入れて中火で熱し、汁けをきった**1**を入れ、両面が色づくまで焼く。

3. ふたをして弱火にし、2〜3分蒸し焼きにする。酒をふり、**1**の漬け汁の残りを加えて、汁けがなくなるまで焼きからめる。

4. レタスと青じそはせん切りにし、混ぜる。

5. **3**を器に盛り、**4**を添える。

おいしい減塩のポイント 4

たれに漬け込むと、しっかり味がつく

くわ焼きとは、肉や野菜をたれに漬け、フライパンなどで焼く料理のこと。たれに漬け込むことで、少ない調味料でもしっかりと味がついて減塩になります。

野菜と肉をバランスよくいただく

なすと鶏団子の煮物

調理時間 **30分**

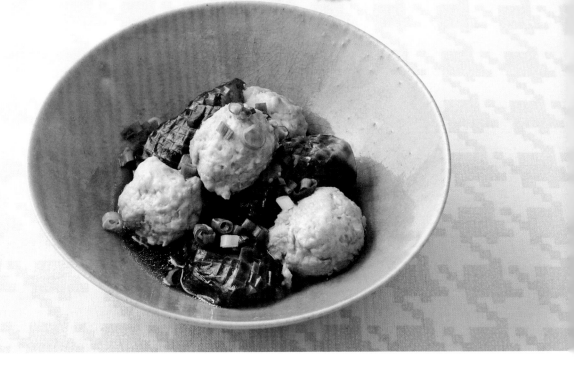

材料(2人分)

	1日の摂取カロリー 1200〜1500kcalの人	1日の摂取カロリー 1600〜1800kcalの人
なす	2本(120g)	2本(120g)
ごま油	大さじ½	小さじ2
A だし汁	1½カップ	1½カップ
酒	大さじ1	大さじ1
みりん	大さじ½	大さじ½
しょうゆ	小さじ2	小さじ2
小ねぎ(小口切り)	½本	½本

〈鶏団子〉

鶏むねひき肉	170g	190g
長ねぎ(みじん切り)	¼本(15g)	¼本(15g)
みりん・酒	各小さじ1	各小さじ1
片栗粉	大さじ½	大さじ½
しょうゆ	小さじ½	小さじ½
水	大さじ1	大さじ1

作り方

① なすはヘタをとって縦横半分に切り、皮目に格子状に切れ目を入れる。

② ボウルに鶏団子の材料を入れて、粘りが出るまでよく混ぜ、8〜10等分に丸める。

③ 鍋にごま油を入れて中火で熱し、なすの皮を下にして焼き、つやが出たら、**A**を加えて強火にして煮立てる。なすを端によせて、**2**を加えて、アクが出たらとる。鶏団子に火が通ったら、しょうゆを加え、弱めの中火で約5分煮る。器に盛り、小ねぎを散らす。

おすすめ献立例

＋ ひじきとごぼうのサラダ

▶P90

＋ たっぷりしょうがのしじみ汁

▶P138

▼この料理の栄養価(1人分)

1日の摂取カロリー 1200〜1500kcalの人	1日の摂取カロリー 1600〜1800kcalの人
エネルギー **173kcal**	エネルギー **192kcal**
塩分 **1.1g**	塩分 **1.1g**
脂質 **4.8g**	脂質 **5.9g**
コレステロール **62mg**	コレステロール **69mg**

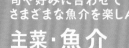
ごま油の香り豊かな熱々のたれをかける

あじの中華蒸し

調理時間 **30分**

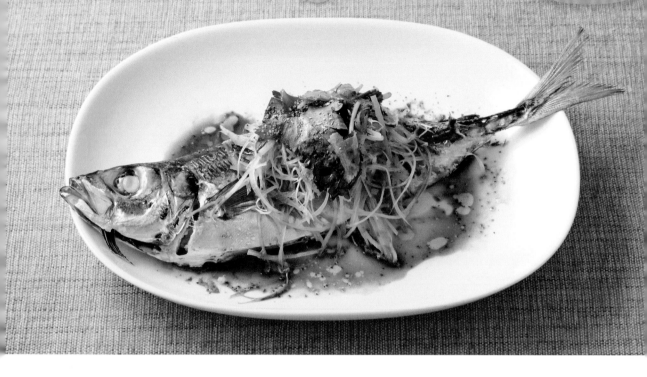

材料(2人分)

材料(2人分)	1日の摂取カロリー 1200〜 1500kcalの人	1日の摂取カロリー 1600〜 1800kcalの人
あじ	2尾(320g)	2尾(320g)
しょうが(せん切り)	1かけ(10g)	1かけ(10g)
長ねぎ(せん切り)	½本(30g)	½本(30g)
三つ葉	少々	少々
酒	大さじ1	大さじ1
しょうゆ	小さじ½	小さじ½
A ごま油	大さじ½	小さじ2
酢	小さじ1	小さじ1
しょうゆ	大さじ½	大さじ½
みりん	小さじ½	小さじ½
粉山椒	適宜	適宜

作り方

❶ あじは内臓とえらをとり除いて、流水で洗って水けをしっかりとふきとる。表面に斜めに2本ほど切り目を入れる。

❷ 耐熱皿に**1**のあじを並べ、酒としょうゆを混ぜて回しかける。しょうがと長ねぎをのせてラップをふんわりとかけ、電子レンジ(600W)で5〜6分加熱する。

❸ 小鍋に**A**を入れて中火で加熱する。

❹ **2**を器に盛り、ざく切りにした三つ葉をのせて、**3**をかける。好みで粉山椒をふる。

おすすめ献立例

ほうれん草と
ひじきの納豆あえ
▶P99

セロリと玉ねぎ
のトマトスープ
▶P136

▼この料理の栄養価(1人分)

1日の摂取カロリー 1200〜 1500kcalの人	1日の摂取カロリー 1600〜 1800kcalの人
エネルギー **171kcal**	エネルギー **180kcal**
塩分 **1.2g**	塩分 **1.2g**
脂質 **7.6g**	脂質 **8.6g**
コレステロール **69mg**	コレステロール **69mg**

コレステロール低下にいい成分がしっかりとれる

あじのカルパッチョ

調理時間 **20分**

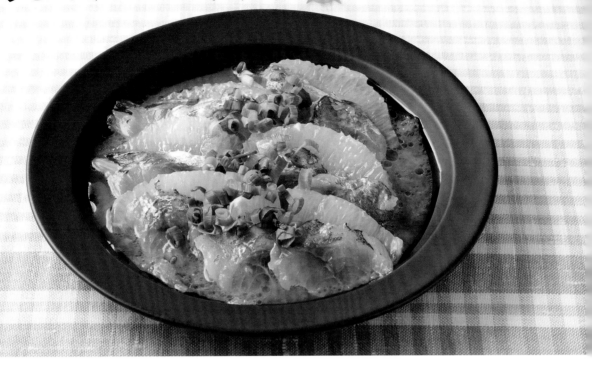

材料(2人分)

	1日の摂取カロリー 1200〜 1500kcalの人	1日の摂取カロリー 1600〜 1800kcalの人
あじ(刺身用)	170g	180g
小ねぎ	6本(30g)	6本(30g)
グレープフルーツ	1個(180g)	1個(180g)
A オリーブ油	小さじ2	大さじ1
玉ねぎ(すりおろし)	大さじ1	大さじ1
みりん	小さじ½	小さじ½
練りわさび	小さじ⅓	小さじ⅓
塩	小さじ¼	小さじ¼

作り方

1 あじは3枚おろしにしてから、腹骨と小骨を除いて皮を引き、薄いそぎ切りにする。グレープフルーツの半分は薄皮を除いて小房に切り、残りは果汁をしぼっておく。

2 ボウルに **A** と **1** のグレープフルーツの果汁を入れてよく混ぜる。

3 器に **1** のあじとグレープフルーツの小房を少しずつずらして並べる。**2** をかけて、小口切りにした小ねぎを散らす。

おすすめ献立例

れんこんとマッシュ
ルームのコンソメ煮

▶P100

トマトと卵の
チーズスープ

▶P134

▼この料理の栄養価(1人分)

1日の摂取カロリー 1200〜 1500kcalの人	1日の摂取カロリー 1600〜 1800kcalの人
エネルギー **173kcal**	エネルギー **197kcal**
塩分 **1.1g**	塩分 **1.1g**
脂質 **7.7g**	脂質 **10.0g**
コレステロール **48mg**	コレステロール **51mg**

おすすめ食材 **2**

青魚を生でいただく

魚のなかでも青魚は脂に EPA や DHA を多く含んでいます。これを効率よく摂取するには、新鮮なうちに刺身でいただくこと。加熱すると脂が溶け出すので、煮つけやスープなどにして、溶け出した脂も一緒にとりましょう。

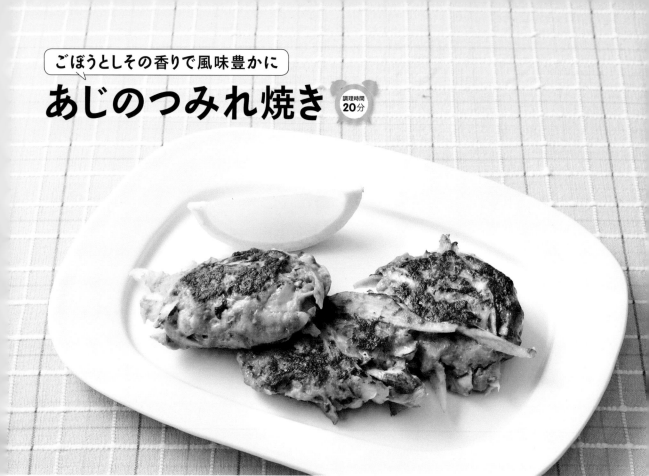

ごぼうとしその香りで風味豊かに

あじのつみれ焼き

調理時間 20分

材料(2人分)

材料(2人分)	1日の摂取カロリー 1200〜 1500kcalの人	1日の摂取カロリー 1600〜 1800kcalの人
あじ(三枚におろしたもの)	2尾(190g)	大2尾(220g)
ごぼう	小½本(70g)	½本(80g)
おろししょうが	小さじ1	小さじ1
玉ねぎ(みじん切り)	⅛個(20g)	⅛個(20g)
青じそ	4枚	4枚
みそ	小さじ2	小さじ2
ごま油	大さじ½	小さじ2
レモン(くし形)	適量	適量

おすすめ献立例

＋パプリカの
ごま酢あえ

▶P102

＋油揚げと切り干し
大根のみそ汁

▶P139

▼この料理の栄養価(1人分)

1日の摂取カロリー 1200〜 1500kcalの人		1日の摂取カロリー 1600〜 1800kcalの人	
エネルギー	165kcal	エネルギー	193kcal
塩分	1.1g	塩分	1.1g
脂質	7.3g	脂質	9.0g
コレステロール	54mg	コレステロール	62mg

作り方

❶ 青じそはせん切りにし、ごぼうはささがきにする。

❷ あじは骨をとり除いて皮を引き、包丁で粗くたたく。まな板の上で、玉ねぎとしょうが、みそを加え、たたきながら混ぜる。❶を加えて再度軽く混ぜる。

❸ 6等分の小判形に丸め、フライパンにごま油を中火で熱し、両面をこんがりと焼く。ふたをして3〜4分蒸し焼きにする。器に盛り、レモンを添える。

コレステロールを抑えるワザ 3

あじとごぼうはベストな組み合わせ
DHAやEPAが多いあじと、食物繊維が豊富なごぼうの組み合わせは、血液中の脂肪を減らして動脈硬化を起こしにくくしてくれます。きのことの組み合わせもおすすめです。

トマトソースも残さず、有効成分をむだなく食べる

いわしのトマトソテー

調理時間 **30分**

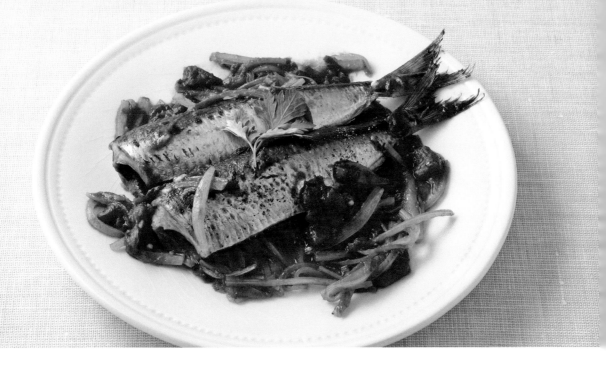

材料(2人分)

	1日の摂取カロリー 1200～1500kcalの人	1日の摂取カロリー 1600～1800kcalの人
いわし	2尾(200g)	小4尾(240g)
白ワイン	小さじ2	大さじ1
にんにく(みじん切り)	1片(10g)	1片(10g)
セロリ	½本(60g)	½本(60g)
玉ねぎ	¼個(50g)	¼個(50g)
トマト水煮(缶)	1カップ	1カップ
砂糖	小さじ1	小さじ1
オリーブ油	大さじ½	大さじ½
塩	小さじ⅓	小さじ⅓
こしょう	少々	少々

おすすめ献立例

+ きのこのピクルス

▶P95

+ のりスープ

▶P135

作り方

❶ いわしは頭と内臓をとり、洗って水けをしっかりとふき、こしょう少々(分量外)と白ワインをふっておく。セロリは3～4cm長さのせん切りに、玉ねぎは薄切りにする。

❷ フライパンにオリーブ油を入れて中火で熱し、にんにくと❶の玉ねぎ、セロリを入れて、しんなりするまで炒める。

❸ トマト水煮と砂糖を加えて、なじんだら、❶のいわしを入れて、塩、こしょうを加えて、弱めの中火にし、ふたをする。途中でいわしを裏返しながら約10分煮る。器に盛り、イタリアンパセリ適量(分量外)をのせる。

▼この料理の栄養価(1人分)

1日の摂取カロリー 1200～1500kcalの人	1日の摂取カロリー 1600～1800kcalの人
エネルギー **177kcal**	エネルギー **234kcal**
塩分 **1.3g**	塩分 **1.3g**
脂質 **9.3g**	脂質 **12.5g**
コレステロール **44mg**	コレステロール **68mg**

刺身用の魚を炒めて、ボリュームを出す

はまちのオイスターソース炒め

調理時間 **20分**

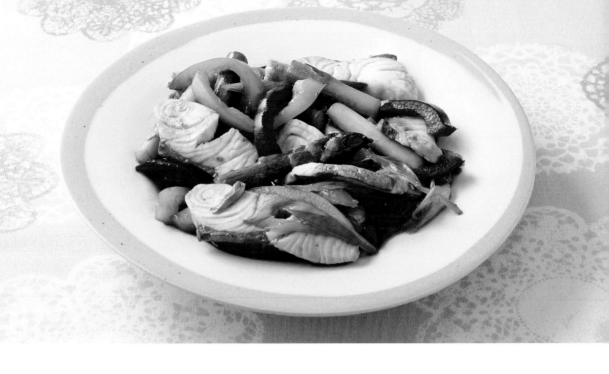

材料(2人分)	1日の摂取カロリー 1200〜1500kcalの人	1日の摂取カロリー 1600〜1800kcalの人
はまち(刺身用・薄切り)	110g	140g
グリーンアスパラガス	3本(45g)	4本(60g)
長ねぎ	1本(60g)	1本(60g)
赤パプリカ・黄パプリカ	各¼個(各45g)	各⅓個(各60g)
しょうが(みじん切り)	1かけ(10g)	1かけ(10g)
ごま油	大さじ½	大さじ½
A 酒・オイスターソース	各小さじ2	各小さじ2
砂糖	小さじ1	小さじ1
しょうゆ	小さじ½	小さじ1

作り方

1 アスパラガスは下半分をピーラーでむき、3〜4cm長さに切る。長ねぎは斜め薄切りに、パプリカは細切りにする。

2 フライパンにごま油としょうがを入れて中火で熱し、香りが立ったら**1**を入れて、つやが出るまで炒める。

3 **A**を加えて手早く炒め合わせ、なじんだら、はまちを加えて火が通るまで炒める。

おすすめ食材 **3**

パプリカは抗酸化作用が高い
赤や黄色のパプリカには、抗酸化力が強いビタミンCやEが豊富。しかも加熱しても減らないため、炒めものなどにおすすめです。

おすすめ献立例

+ ブロッコリーの
かにあんかけ

▶P92

+ きゅうりと
キムチのスープ

▶P135

▼この料理の栄養価(1人分)

1日の摂取カロリー 1200〜1500kcalの人		1日の摂取カロリー 1600〜1800kcalの人	
エネルギー	187kcal	エネルギー	208kcal
塩分	1.0g	塩分	1.2g
脂質	10.5g	脂質	11.7g
コレステロール	48mg	コレステロール	56mg

カレーのスパイシーな香りで減塩に

ぶりのタンドリーソテー

調理時間 **30分**

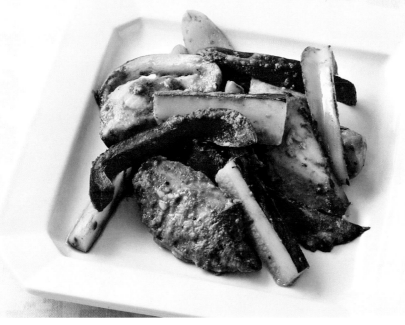

材料(2人分)

	1日の摂取カロリー 1200〜 1500kcalの人	1日の摂取カロリー 1600〜 1800kcalの人
ぶり	大1切れ(100g)	小2切れ(120g)
赤パプリカ・黄パプリカ	各¼個(各45g)	各⅓個(各60g)
ズッキーニ	⅓本(60g)	⅓本(60g)
オリーブ油	大さじ½	大さじ½
A プレーンヨーグルト	大さじ2	大さじ2
トマトケチャップ	大さじ1	大さじ1
カレー粉	大さじ½	大さじ½
おろしにんにく	小さじ1	小さじ1
塩	小さじ¼	小さじ¼

おすすめ献立例

＋ きのこのピクルス

▶P95

＋ かぶのポタージュ

▶P136

▼この料理の栄養価(1人分)

	1日の摂取カロリー 1200〜 1500kcalの人	1日の摂取カロリー 1600〜 1800kcalの人
エネルギー	179kcal	205kcal
塩分	1.1g	1.1g
脂質	12.6g	14.4g
コレステロール	38mg	45mg

作り方

1 ぶりはペーパータオルにはさんで余分な水けをとり、3〜4等分のそぎ切りにする。**A**をよく混ぜ、ぶりを漬け込み、10〜20分おいておく。

2 パプリカは1cm幅に切り、ズッキーニは縦6〜8等分に切る。

3 フライパンにオリーブ油を入れて中火で熱し、**2**を炒める。つやが出たら、**1**のぶりを漬けだれごと加えて、火が通るまで強めの中火で炒め合わせる。

おすすめ食材 **4**

ぶりはコレステロールを抑える成分が豊富

ぶりも青魚の一種。DHAやEPAが多いことはもちろん、コレステロールを抑えたり、動脈硬化を予防したりするビタミンB₁、B₂、Eといった成分も豊富です。血合いも鉄分やDHA、EPAなどの栄養が豊富なので、残さず食べるようにしましょう。

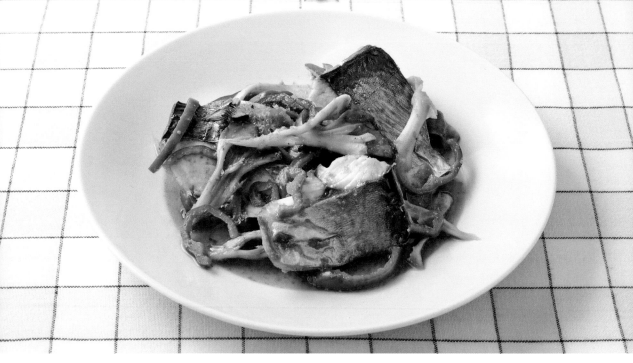

漬け込んで味をいきわたらせる

焼きさばのマリネ

調理時間 **40分**

材料(2人分)

	1日の摂取カロリー 1200～1500kcalの人	1日の摂取カロリー 1600～1800kcalの人
さば	小¼尾(110g)	小½尾(140g)
まいたけ	1パック(100g)	1パック(100g)
ピーマン	2個(80g)	2個(80g)
A だし汁	½カップ	½カップ
みりん	小さじ4	小さじ4
酢	大さじ1	大さじ1
しょうゆ	大さじ1	大さじ1
すり白ごま	小さじ2	大さじ1
赤とうがらし(輪切り)	½本	½本

おすすめ献立例

+ 長いものとろろ 昆布あえ

▶P107

+ トマトと卵の チーズスープ

▶P134

▼この料理の栄養価(1人分)

1日の摂取カロリー 1200～1500kcalの人	1日の摂取カロリー 1600～1800kcalの人
エネルギー **184kcal**	エネルギー **207kcal**
塩分 **1.2g**	塩分 **1.2g**
脂質 **11.4g**	脂質 **13.2g**
コレステロール **37mg**	コレステロール **43mg**

作り方

1 小鍋に **A** を入れて中火にかけ、煮立ったら火を止め、粗熱をとる。

2 さばはペーパータオルにはさんで余分な水けをとり、3 ～ 4cm幅に切る。まいたけは小房にほぐす。ピーマンは縦半分に切り、横細切りにする。

3 魚焼きグリルにアルミホイルなどを敷き、その上に **2** のさばとまいたけを並べ入れ、両面に焼き色がつくまで焼く。熱いうちに **1** に漬けてピーマンを加え、そのまま 20 ～ 30 分ほどおいて味をなじませる。

> **おすすめ食材 5**
>
> ### <u>さばのタウリンに注目</u>
>
> さばにはタウリンが豊富に含まれています。タウリンは肝臓でコレステロールを体外へ排泄させる、胆汁酸の分泌を促進します。

生で食べることで魚の有効成分がしっかりとれる

まぐろとアボカドのサラダ

 調理時間 **20**分

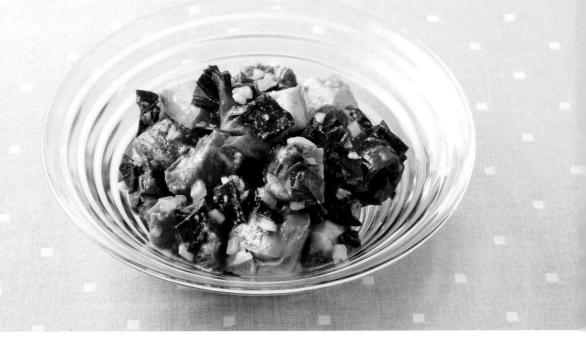

材料(2人分)

	1日の摂取カロリー 1200〜1500kcalの人	1日の摂取カロリー 1600〜1800kcalの人
まぐろ(刺身用さく)	150g	150g
アボカド	大½個(80g)	1個(140g)
わかめ(塩蔵)	40g	40g
玉ねぎ	⅙個(35g)	⅙個(35g)
A オリーブ油	小さじ1	小さじ1
レモン汁・しょうゆ	各小さじ1	各小さじ1
塩	少々	少々
チリパウダー	適量	適量

作り方

❶ わかめはよく水洗いしてひと口大に切る。

❷ まぐろとアボカドは1cm角に切り、玉ねぎは5mm角の粗みじん切りにする。

❸ ボウルに A を入れて混ぜ、**1**と**2**を加えて、アボカドがとろっとしてなじむまでよくあえる。

おすすめ献立例

+ いんげんと 雷こんにゃく

▶P105

+ かぼちゃとひじき のみそ汁

▶P139

▼この料理の栄養価(1人分)

1日の摂取カロリー 1200〜1500kcalの人	1日の摂取カロリー 1600〜1800kcalの人
エネルギー 176kcal	エネルギー 230kcal
塩分 1.1g	塩分 1.1g
脂質 9.9g	脂質 15.1g
コレステロール 28mg	コレステロール 28mg

コレステロールを抑えるワザ　4

アボカドとレモンの組み合わせがおすすめ

レモンに含まれるビタミンCには、脂肪の代謝を促進するはたらきがあります。アボカドに含まれるβ-カロテンやビタミンEには抗酸化作用があるため、一緒に食べることでより脂肪が分解されやすくなります。

パン粉はまぶさず仕上げにかけることでカロリーオフに

さけのチーズパン粉焼き

調理時間 **20分**

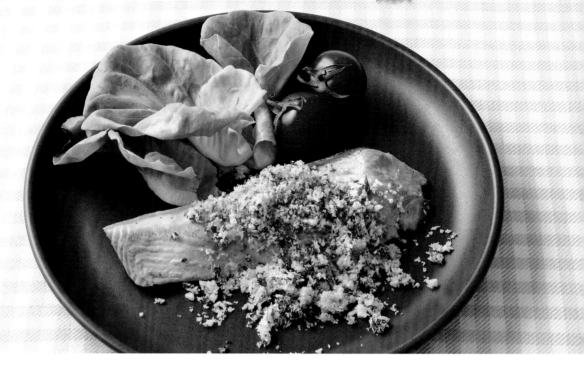

材料(2人分)

	1日の摂取カロリー 1200〜1500kcalの人	1日の摂取カロリー 1600〜1800kcalの人
生さけ	2切れ(160g)	2切れ(180g)
塩・こしょう	各少々	各少々
オリーブ油	小さじ2	小さじ2
白ワイン	大さじ1	大さじ1
粉チーズ	大さじ1	大さじ2
パン粉	大さじ2	大さじ2
おろしにんにく	小さじ½	小さじ½
塩	小さじ⅕	小さじ⅕
パセリ(みじん切り)	適量	適量
ミニトマト	4個	4個

おすすめ献立例

+ ひじきとごぼうの
  サラダ

  ▶P90

+ キャベツの
  カレースープ

  ▶P132

▼この料理の栄養価(1人分)

1日の摂取カロリー 1200〜1500kcalの人	1日の摂取カロリー 1600〜1800kcalの人
エネルギー **178kcal**	エネルギー **204kcal**
塩分 **1.1g**	塩分 **1.2g**
脂質 **8.5g**	脂質 **9.8g**
コレステロール **50mg**	コレステロール **59mg**

作り方

❶ さけはペーパータオルにはさんで余分な水けをしっかりととり、塩、こしょうをふる。

❷ フライパンにオリーブ油小さじ1を入れて中火で熱して**1**を並べ入れ、両面がこんがりと色づくまで焼く。白ワインをふって、ふたをして2〜3分蒸し焼きにし、とり出す。

❸ フライパンをペーパータオルなどでふいて、オリーブ油小さじ1、おろしにんにく、パン粉、塩、パセリを入れて色づくまでいり、火を止めて粉チーズを加える。

❹ 器に**2**を盛り、**3**をかけて、サラダ菜適量(分量外)とミニトマトを添える。

カロリーオフのヒケツ 3

チーズパン粉は焼いてからふりかける

チーズパン粉はまぶしてから焼くのではなく、さけを焼いてからかけています。少量でも満足感が得られるため、チーズパン粉の量が減り、カロリーを抑えることができます。

さけのうまみが野菜にしみわたる

さけときのこのホイル焼き

調理時間 **35分**

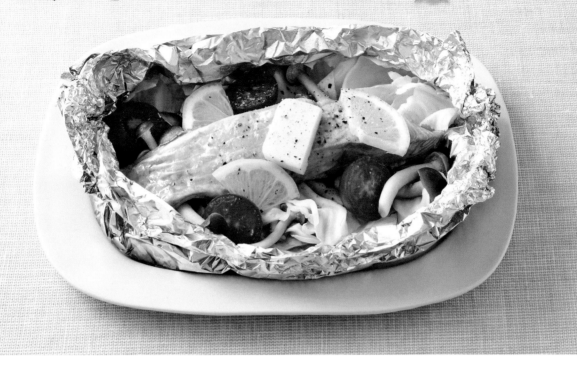

材料（2人分）

	1日の摂取カロリー 1200〜1500kcalの人	1日の摂取カロリー 1600〜1800kcalの人
生さけ	2切れ（190g）	2切れ（200g）
キャベツ	2枚（100g）	2枚（100g）
しめじ	½パック（50g）	½パック（50g）
ミニトマト	5個（60g）	5個（60g）
しょうゆ・みりん	各大さじ½	各小さじ2
バター（食塩不使用）	8g	10g
粗びき黒こしょう	適量	適量
レモン（スライス）	1枚	1枚

おすすめ献立例

+ オクラの青のり たらこあえ

▶P96

+ のりスープ

▶P135

▼この料理の栄養価（1人分）

1日の摂取カロリー 1200〜1500kcalの人		1日の摂取カロリー 1600〜1800kcalの人	
エネルギー	185kcal	エネルギー	203kcal
塩分	0.9g	塩分	1.2g
脂質	7.4g	脂質	8.4g
コレステロール	65mg	コレステロール	70mg

作り方

❶ キャベツはざく切りにし、しめじは小房に分ける。ミニトマトは半分に切る。

❷ アルミホイルを2枚広げ、**1**のキャベツとしめじを等分にのせる。ペーパータオルにはさんで余分な水けをとったさけを1切れずつのせ、ミニトマトを半量ずつ散らす。しょうゆとみりんを混ぜて半量ずつ回しかけ、アルミホイルの口を閉じる。

❸ オーブントースターに並べ入れ、15〜20分焼く（もしくは、フライパンに1cmの深さまで水を注いで並べ入れて中火にし、ふたをする。途中水が足りなくなったら足して15分ほど蒸す）。

❹ 器に盛り、アルミホイルを開けて、バターといちょう切りにしたレモンを添え、黒こしょうをふる。

焼きながら味をからめれば、表面にしっかり味がつく

さけの照り焼き

調理時間 **20分**

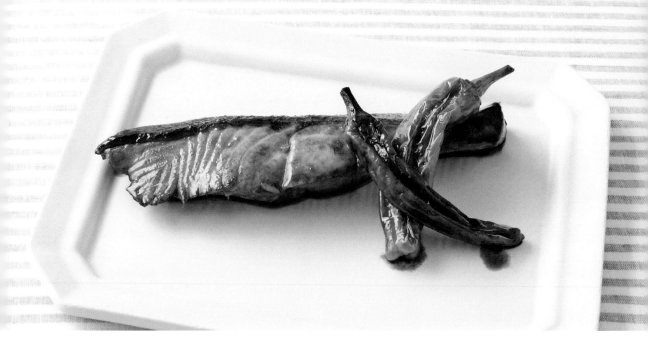

材料(2人分)

	1日の摂取カロリー 1200〜1500kcalの人	1日の摂取カロリー 1600〜1800kcalの人
生さけ	2切れ(180g)	2切れ(200g)
ししとう	4本(20g)	4本(20g)
ごま油	大さじ½	小さじ2
A しょうゆ	小さじ2	小さじ2
酒・みりん	各大さじ½	各大さじ½
砂糖	小さじ1	小さじ1

作り方

1 さけはペーパータオルにはさんで余分な水けをとる。ししとうは包丁で切れ目を入れておく。

2 Aは混ぜておく。

3 フライパンにごま油を入れて中火で熱し、さけとししとうを並べ入れて両面に焼き目をつける。Aを加えてフライパンを揺すりながら、照りが出るまでからめる。

おすすめ献立例

+ アボカドとほうれん草のしらすあえ

▶P106

+ 根菜汁

▶P137

▼この料理の栄養価(1人分)

1日の摂取カロリー 1200〜1500kcalの人		1日の摂取カロリー 1600〜1800kcalの人	
エネルギー	166kcal	エネルギー	188kcal
塩分	1.1g	塩分	1.1g
脂質	6.7g	脂質	8.2g
コレステロール	53mg	コレステロール	59mg

おすすめ食材 6

さけと緑黄色野菜の組み合わせが◎

さけの身のピンク色は、アスタキサンチンという抗酸化成分によるもの。ししとうやほうれん草などの緑黄色野菜を一緒に食べると、野菜に多く含まれるβカロテンやビタミンCなどの抗酸化成分とのダブル効果で、血管を強く丈夫に保ってくれます。

レモンの酸味とにんにくの香りでおいしさアップ

めかじきのガーリック炒め

調理時間 **30分**

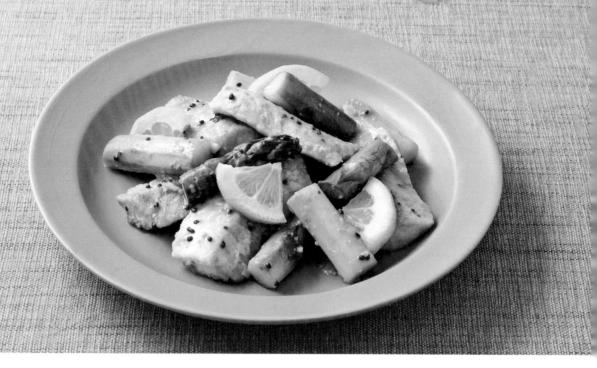

材料(2人分)

	1日の摂取カロリー 1200〜1500kcalの人	1日の摂取カロリー 1600〜1800kcalの人
めかじき	2切れ(160g)	2切れ(180g)
塩・こしょう	各少々	各少々
グリーンアスパラガス	4本(60g)	4本(60g)
レモン(スライス)	4枚	4枚
にんにく(みじん切り)	½かけ(5g)	1かけ(10g)
オリーブ油	大さじ½	小さじ2
A 白ワイン	大さじ1	大さじ1
粒マスタード	小さじ1	小さじ1
しょうゆ	小さじ1	小さじ1

おすすめ献立例

ブロッコリーとエリンギの玉ねぎカレー煮
▶P93

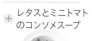
▼**この料理の栄養価**(1人分)

1日の摂取カロリー 1200〜1500kcalの人	1日の摂取カロリー 1600〜1800kcalの人
エネルギー **178kcal**	エネルギー **204kcal**
塩分 **1.0g**	塩分 **1.0g**
脂質 **9.7g**	脂質 **11.5g**
コレステロール **58mg**	コレステロール **65mg**

レタスとミニトマトのコンソメスープ
▶P133

作り方

❶ めかじきはペーパータオルにはさんで余分な水けをしっかりとり、ひと口大の棒状に切る。塩、こしょうをまぶしてから、小麦粉適量（分量外）を全体に薄くつける。

❷ アスパラガスは下半分をピーラーでむき、4cm長さに切る。**A**は混ぜておく。レモンはいちょう切りにする。

❸ フライパンにオリーブ油を入れて中火で熱し、**1**のめかじきを並べ入れてこんがりと焼く。

❹ にんにく、**2**のアスパラガスを加えて手早く炒め合わせる。混ぜ合わせた**A**を加え、アスパラガスに火が通り、汁けがとぶまで炒める。最後に**2**のレモンを加えて大きく上下に炒め混ぜる。

加熱したトマトの酸味が味の決め手

たらのラタトゥイユ煮込み

調理時間
30分

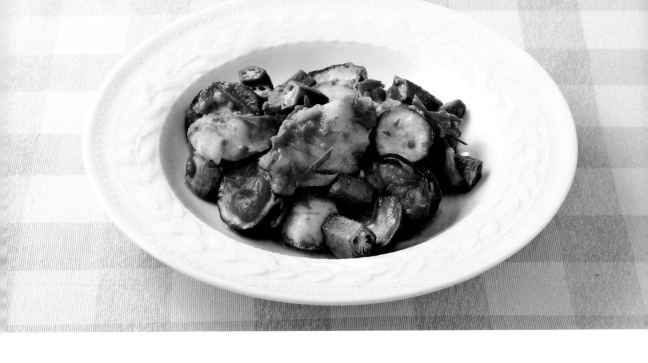

材料(2人分)

	1日の摂取カロリー 1200〜 1500kcalの人	1日の摂取カロリー 1600〜 1800kcalの人
生たら	大2切れ(220g)	大2切れ(220g)
なす	1本(80g)	1本(80g)
オクラ	6本(60g)	6本(60g)
トマト	大1個(180g)	大1個(180g)
オリーブ油	小さじ2	大さじ1
にんにく(みじん切り)	1かけ(10g)	1かけ(10g)
砂糖	小さじ1	小さじ1
コンソメ(顆粒)	小さじ½	小さじ½
塩・こしょう	各少々	各少々

おすすめ献立例

+ ひじきと
ごぼうのサラダ
▶P90

+ きのこの
ミルクスープ
▶P134

●この料理の栄養価(1人分)

1日の摂取カロリー 1200〜 1500kcalの人		1日の摂取カロリー 1600〜 1800kcalの人	
エネルギー	163kcal	エネルギー	181kcal
塩分	1.0g	塩分	1.0g
脂質	4.5g	脂質	6.5g
コレステロール	64mg	コレステロール	64mg

作り方

1 たらはペーパータオルにはさんで、余分な水けをしっかりととり、ひと口大のそぎ切りにする。

2 なすは1cm幅の輪切りにし、オクラは2cm幅に切り、トマトは粗く刻む。

3 深めのフライパンにオリーブ油とにんにくを入れて中火にかける。香りが立ったら、**1**のたらを並べ入れて、焼き色がつく程度に焼き、裏返して2〜3分焼き、一度とり出す。

4 **3**のフライパンになすとトマト、コンソメ、砂糖を加える。トマトが煮崩れて、なすに火が通るまで、ときどき混ぜながら3〜4分煮る。**3**を戻し入れて塩、こしょうで味を調え、**2**のオクラを加えて、汁けがなくなり全体がぽってりとするまで煮る。

しょうががきいたトマトソースは白身魚と相性抜群

揚げたらのトマトソース

調理時間 **30分**

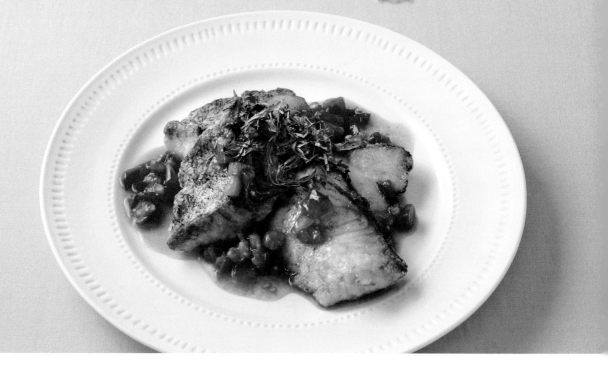

材料(2人分)

	1日の摂取カロリー 1200〜1500kcalの人	1日の摂取カロリー 1600〜1800kcalの人
生たら	2切れ(190g)	2切れ(200g)
しょうゆ・みりん	各小さじ⅙	各小さじ⅙
片栗粉	適量	適量
揚げ油	適量	適量
トマト	½個(100g)	½個(100g)
A 酢	小さじ1	小さじ1
しょうゆ	大さじ½	大さじ½
砂糖	小さじ1	小さじ1
おろししょうが	小さじ1	小さじ1

おすすめ献立例

+ アボカドとほうれん草のしらすあえ ▶P106

+ じゃがいものきのこサラダ  ▶P94

▼この料理の栄養価(1人分)

1日の摂取カロリー 1200〜1500kcalの人	1日の摂取カロリー 1600〜1800kcalの人
エネルギー 181kcal	エネルギー 189kcal
塩分 1.1g	塩分 1.1g
脂質 7.3g	脂質 7.3g
コレステロール 55mg	コレステロール 58mg

作り方

❶ トマトは7〜8mm角に刻んでボウルに入れ、Aを加えて混ぜ合わせ、冷蔵室に入れておく。

❷ たらはペーパータオルにはさんで、余分な水けをしっかりととり、ひと口大のそぎ切りにする。しょうゆ、みりんをふりかけて下味をつけ、片栗粉を薄くまぶしつける。

❸ 鍋に揚げ油を入れて170℃に熱し、**2**を入れてきつね色になるまで2〜3分揚げる。

❹ 器に油をきった**3**を盛り、**1**のトマトソースにおろししょうがを加えてかける。好みで、刻んだ青じそ適宜(分量外)をのせる。

たいのかぶら蒸し

調理時間 40分

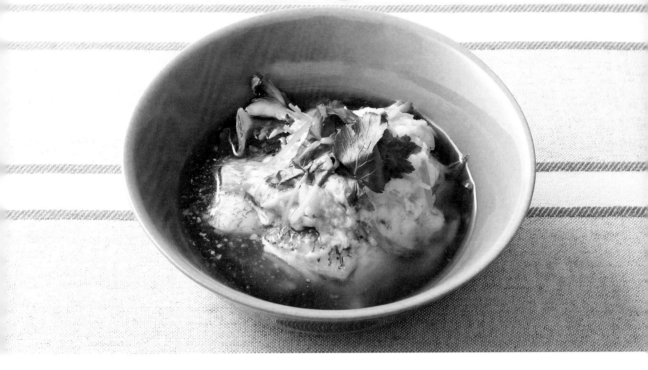

材料(2人分)	1日の摂取カロリー 1200〜1500kcalの人	1日の摂取カロリー 1600〜1800kcalの人
たい(切り身)	2切れ(190g)	2切れ(200g)
かぶ	小2個(140g)	2個(160g)
卵白	½個分(15g)	½個分(15g)
塩	少々	少々
まいたけ	½パック(50g)	½パック(50g)
にんじん	⅛本(20g)	⅛本(20g)
三つ葉	少量	少量
A だし汁	¾カップ	¾カップ
みりん・酒	各小さじ2	各小さじ2
しょうゆ	大さじ½	大さじ½
水溶き片栗粉*	大さじ1	大さじ1

＊片栗粉：水＝1：1の割合で作る。

作り方

1 まいたけは小房にほぐし、にんじんはせん切りにする。かぶはおろして水けをきる。

2 卵白に塩を入れて七〜八分立てに泡立て、**1**のかぶと混ぜ、にんじんを加えて混ぜる。

3 器にたいとまいたけを入れて、蒸気の上がった蒸し器で約3分蒸す。**2**をかけてさらに10〜12分中火で蒸す。蒸し上がりに刻んだ三つ葉を散らす。

4 Aを小鍋で煮立て、水溶き片栗粉を加え、とろみをつける。熱いうちに**3**にかける。

おすすめ献立例

切り昆布ともやし、にらのナムル

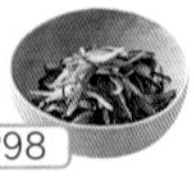

▶P98

れんこんのみそあえ

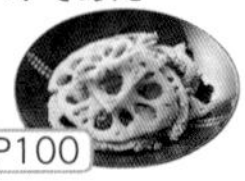

▶P100

▼この料理の栄養価(1人分)

1日の摂取カロリー 1200〜1500kcalの人		1日の摂取カロリー 1600〜1800kcalの人	
エネルギー	173kcal	エネルギー	182kcal
塩分	1.1g	塩分	1.1g
脂質	5.7g	脂質	6.0g
コレステロール	62mg	コレステロール	65mg

たいと野菜のうまみが凝縮された

たいの香味野菜巻き蒸し

調理時間 **30分**

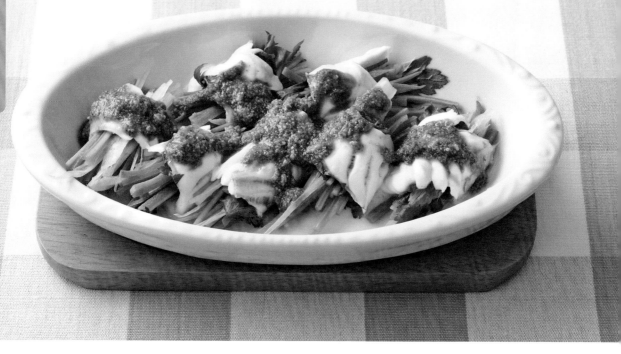

材料(2人分)

材料(2人分)	1日の摂取カロリー 1200〜1500kcalの人	1日の摂取カロリー 1600〜1800kcalの人
たい(刺身)	180g	200g
にんじん	⅛本(20g)	大⅕本(40g)
三つ葉	½束(10g)	½束(10g)
みょうが	1個(15g)	1個(15g)
A ポン酢しょうゆ	大さじ1	大さじ1
すり白ごま	大さじ1	大さじ1
おろししょうが	小さじ1	小さじ1
ごま油	小さじ1	小さじ1
ゆずこしょう	小さじ½	小さじ½

おすすめ献立例

+ れんこんの
ソース炒め

▶P101

+ 水菜と桜えびの
スープ

▶P132

▼この料理の栄養価(1人分)

1日の摂取カロリー 1200〜1500kcalの人	1日の摂取カロリー 1600〜1800kcalの人
エネルギー 164kcal	エネルギー 180kcal
塩分 1.0g	塩分 1.0g
脂質 9.0g	脂質 9.5g
コレステロール 54mg	コレステロール 60mg

作り方

❶ にんじんは3〜4cm長さのせん切りにし、三つ葉は3〜4cm長さに切り、みょうがは縦半分に切ってから薄切りにする。

❷ ボウルに **A** を混ぜてたれを作る。

❸ たいを1枚ずつ並べて、**1**を等分にのせて手前から巻き、巻き終わりを下にして耐熱皿に並べる。たいが固くならないように調整しながら、蒸気のあがった蒸し器で強火で約5分蒸す。電子レンジ(600W)なら2〜4分加熱する。蒸しあがったら **2** をかける。

おすすめ食材 **7**

ごまは強い抗酸化作用を発揮

ごまにはセサミンなどゴマリグナンと呼ばれる成分が含まれ、抗酸化作用を発揮します。煎ったり、かたい外皮をすりつぶすことで、有効成分を余すことなく利用できます。

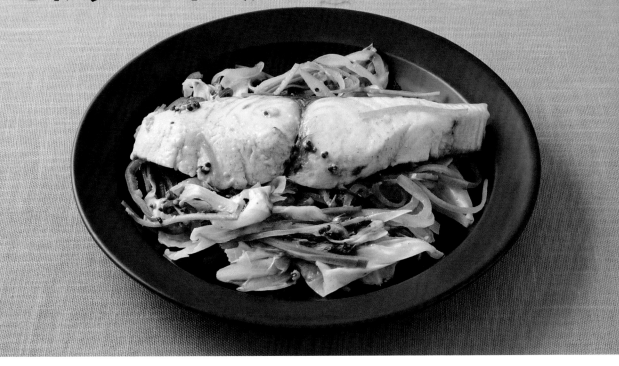

粉チーズでコクを出す
さわらのワイン蒸し

調理時間 **30分**

材料(2人分)

	1日の摂取カロリー 1200〜 1500kcalの人	1日の摂取カロリー 1600〜 1800kcalの人
さわら	2切れ(140g)	2切れ(160g)
塩・こしょう	各少々	各少々
キャベツ	大2枚(120g)	3枚(150g)
玉ねぎ	¼個(50g)	⅓個(60g)
にんじん	⅛本(20g)	⅛本(20g)
ピーマン	1個(45g)	1個(45g)
白ワイン	大さじ1⅔	大さじ2
粒マスタード	大さじ1	大さじ1
粉チーズ	大さじ1½	大さじ2

おすすめ献立例

+ ブロッコリーとエリンギ
の玉ねぎカレー煮
▶P93

+ レタスとミニトマト
のコンソメスープ
▶P133

▼この料理の栄養価(1人分)

1日の摂取カロリー 1200〜 1500kcalの人	1日の摂取カロリー 1600〜 1800kcalの人
エネルギー **191kcal**	エネルギー **220kcal**
塩分 **1.0g**	塩分 **1.0g**
脂質 **9.8g**	脂質 **11.3g**
コレステロール **47mg**	コレステロール **54mg**

作り方

❶ さわらはペーパータオルにはさんで余分な水けをとり、塩、こしょうをふる。

❷ キャベツはひと口大に切り、玉ねぎは薄切り、にんじんはせん切りに、ピーマンは縦半分に切ってから横薄切りにする。

❸ フライパンに **2** を敷き詰めて **1** をのせ、白ワインをふる。ふたをして弱めの中火で約10分蒸し煮にし、さわらを一度とり出す。

❹ フライパンに粒マスタードと粉チーズを加えて野菜にからめながら水分をとばし、さわらを戻し入れてふたをし、30秒ほど温めたら、野菜、さわらの順に器に盛る。

おいしい減塩のポイント 5

粒マスタードと粉チーズでコクを出す
野菜に粒マスタードや粉チーズをからめることで、コクを出しています。塩分が少なくても、コクがあるので、野菜もしっかりおいしく食べられます。

みそのとろみで、味がよくなじむ

えびとパプリカのごまみそ炒め

 調理時間 20分

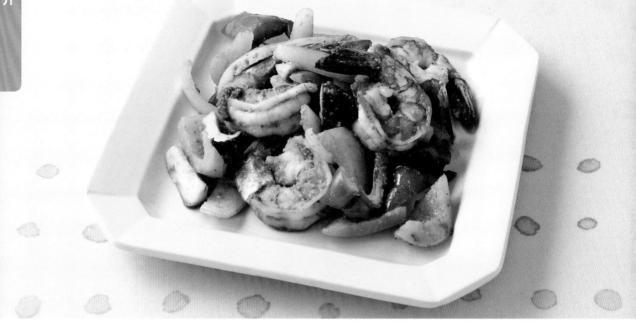

材料(2人分)

	1日の摂取カロリー 1200〜1500kcalの人	1日の摂取カロリー 1600〜1800kcalの人
えび（殻つき）	大8尾（160g）	大8尾（160g）
玉ねぎ	⅓個（60g）	⅓個（60g）
エリンギ	大1本（80g）	大1本（80g）
黄パプリカ	½個（80g）	½個（80g）
ピーマン	1個（45g）	1個（45g）
ごま油	大さじ½	大さじ1
A すり白ごま	小さじ4	小さじ4
酒・水	各大さじ1	各大さじ1
みそ・みりん	各小さじ2	各小さじ2
しょうゆ	小さじ½	小さじ½

おすすめ献立例

+ じゃがいもの きのこサラダ
▶P94

+ ツナのみぞれ汁
▶P138

▼この料理の栄養価(1人分)

1日の摂取カロリー 1200〜1500kcalの人	1日の摂取カロリー 1600〜1800kcalの人
エネルギー 179kcal	エネルギー 206kcal
塩分 1.1g	塩分 1.1g
脂質 6.0g	脂質 9.0g
コレステロール 120mg	コレステロール 121mg

作り方

❶ えびは尾を残して殻をむき、背に切り込みを入れて背ワタをとる。玉ねぎは1cm幅のくし形に切り、エリンギは長さを半分にしてから6等分に切る。パプリカとピーマンはひと口大の乱切りにする。

❷ フライパンにごま油を入れて強火で熱し、えびの両面をさっと焼いて一度とり出す。

❸ 1の野菜をフライパンに入れて、中火でつやが出る程度に炒め、Aを加えて全体にからめる。なじんできたらえびを戻し入れて、強めの中火にして火が通るまで炒める。

おすすめ食材 8

えびは不飽和脂肪酸が豊富

えびをはじめ、いかやたこにも、不飽和脂肪酸が多く含まれます。不飽和脂肪酸は血液中のコレステロールを抑えるはたらきがあるため、積極的に食べたいものです。

いかのチャンプルー

調理時間 **30**分

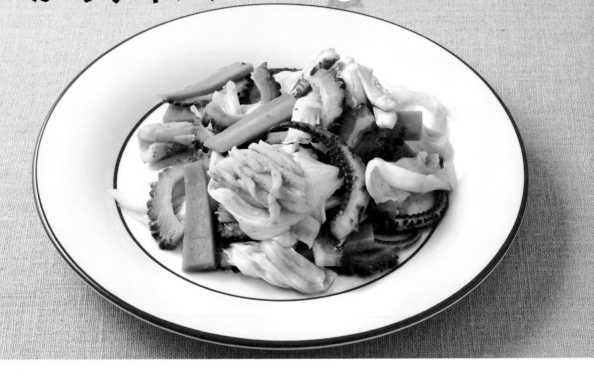

材料(2人分)

材料(2人分)	1日の摂取カロリー 1200〜 1500kcalの人	1日の摂取カロリー 1600〜 1800kcalの人
するめいか	1杯(160g)	1杯(180g)
キャベツ	2枚(120g)	2枚(120g)
ゴーヤ	½本(100g)	½本(100g)
にんじん	⅓本(60g)	⅓本(60g)
ごま油	小さじ2	大さじ1
しょうが(みじん切り)	½かけ(5g)	½かけ(5g)
酒	大さじ2	大さじ2
しょうゆ	小さじ1	小さじ1
塩・こしょう	各少々	各少々

おすすめ献立例

+ アボカドもずく酢

▶P106

+ オクラと桜えび の煮びたし

▶P97

▼この料理の栄養価(1人分)

	1日の摂取カロリー 1200〜 1500kcalの人	1日の摂取カロリー 1600〜 1800kcalの人
エネルギー	163kcal	170kcal
塩分	1.1g	1.2g
脂質	6.9g	7.0g
コレステロール	200mg	225mg

作り方

① いかは内臓ごと足を引き抜き、胴は軟骨をとり除いて格子状に切れ目を入れてひと口大に切り、足は内臓を切り落としてくちばしと目をとり除き、1〜2本ずつに切り分ける。

② キャベツは3㎝四方程度のひと口大に切る。ゴーヤは縦半分に切り、ワタと種をとって薄切りに、にんじんは3〜4㎝長さの短冊切りにする。

③ フライパンにごま油としょうがを入れて中火にかけ、香りが立ったら**1**のいかをさっと炒め、酒と**2**を加えて火が通るまで炒める。しょうゆを鍋肌から加えて、塩、こしょうで味を調える。

野菜がたっぷり食べられる

たこの和風マリネ

調理時間 **20分**

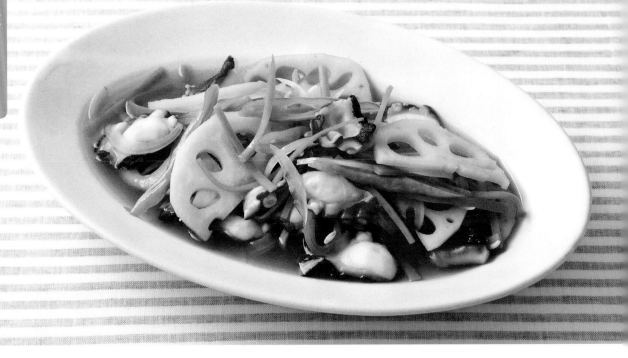

材料(2人分)

材料(2人分)	1日の摂取カロリー 1200〜1500kcalの人	1日の摂取カロリー 1600〜1800kcalの人
ゆでたこ(足)	2本(140g)	2本(140g)
れんこん	90g	100g
にんじん	大⅕本(40g)	大⅕本(40g)
いんげん	4本(30g)	4本(30g)
玉ねぎ	⅓個(60g)	⅓個(60g)
ごま油	小さじ2	大さじ1
A だし汁	½カップ	½カップ
酢	大さじ2	大さじ2
みりん	大さじ1	大さじ1
しょうゆ	小さじ2	小さじ2
おろししょうが	小さじ1	小さじ1

おいしい減塩のポイント 6

たこを焼いてうまみを移す

このレシピでは、たこを焼いたあと、同じフライパンでほかの野菜を炒めています。たこのうまみが野菜に移るため、塩分が少なくても十分に味がついたマリネになります。

作り方

❶ たこはひと口大のそぎ切りにする。れんこんは薄い半月切りに、にんじんはせん切り、いんげんは斜め細切りにする。玉ねぎは薄切りにし、ボウルに入れて **A** を混ぜておく。

❷ フライパンにごま油を入れて強めの中火で熱し、**1**のたこを入れてさっと焼いて、一度とり出す。

❸ れんこん、にんじん、いんげんをさっと炒め、**1**の玉ねぎを汁ごと加え、煮立ったら火を止める。**2**を戻し、食べるまでつけ込む。

おすすめ献立例

＋ ごぼうとにんじんの 炒め煮
▶P91

＋ ツナのみぞれ汁
▶P138

●この料理の栄養価(1人分)

1日の摂取カロリー 1200〜1500kcalの人	1日の摂取カロリー 1600〜1800kcalの人
エネルギー **172kcal**	エネルギー **193kcal**
塩分 **1.1g**	塩分 **1.1g**
脂質 **4.6g**	脂質 **6.6g**
コレステロール **106mg**	コレステロール **106mg**

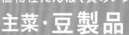

ポン酢はしょうゆよりも塩分少なめ

豆腐のジョン

調理時間 **20**分

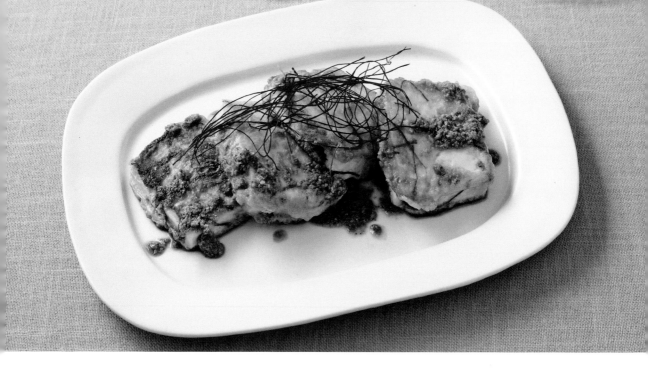

材料(2人分)

	1日の摂取カロリー 1200〜1500kcalの人	1日の摂取カロリー 1600〜1800kcalの人
木綿豆腐	⅔丁(200g)	1丁(300g)
塩	少々	少々
小麦粉	適量	適量
青じそ(せん切り)	4枚	4枚
卵	1個(50g)	1個(50g)
ごま油	大さじ½	小さじ2
A ポン酢しょうゆ	大さじ1	大さじ1½
すり白ごま	小さじ2	小さじ2

おすすめ献立例

+ ブロッコリーと
焼き油揚げの
からしあえ

▶P93

+ セロリと玉ねぎ
のトマトスープ

▶P136

▼この料理の栄養価(1人分)

1日の摂取カロリー 1200〜1500kcalの人		1日の摂取カロリー 1600〜1800kcalの人	
エネルギー	178kcal	エネルギー	232kcal
塩分	1.1g	塩分	1.2g
脂質	11.7g	脂質	15.2g
コレステロール	93mg	コレステロール	93mg

作り方

❶ 豆腐はペーパータオルにはさんで、電子レンジ(600W)で3分加熱し、水けをしっかりときる。4〜6等分の薄切りにして塩を薄くまぶし、小麦粉をはたきつける。

❷ 卵は溶きほぐして、青じそを混ぜる。

❸ フライパンにごま油を入れて中火で熱し、**1**の豆腐に**2**をからめて焼く。焼き色がついたら裏返して弱めの中火でふたをして約5分蒸し焼きにする。

❹ 器に盛り、混ぜた**A**を全体にかけ、好みで糸とうがらし適宜(分量外)を散らす。

> **コレステロールを抑えるワザ 5**
>
> **イソフラボン**は更年期の女性におすすめ
>
> 大豆や大豆製品にはイソフラボンが含まれています。女性は更年期になると、女性ホルモンが減り、コレステロールが増加傾向になるのですが、イソフラボンは女性ホルモンに似たはたらきがあり、増加を抑えてくれます。

たっぷりの豆腐がコレステロール値を低下させる

豆腐の中華風うま煮

調理時間 15分

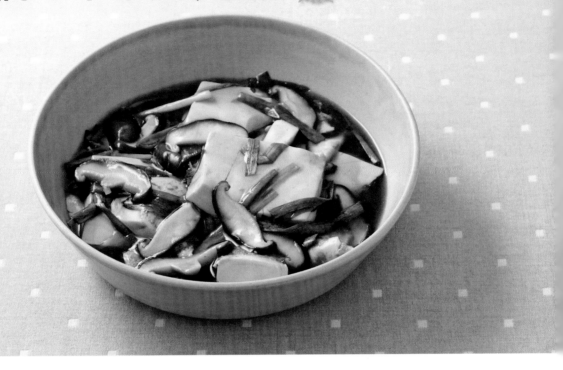

材料(2人分)

	1日の摂取カロリー 1200〜 1500kcalの人	1日の摂取カロリー 1600〜 1800kcalの人
絹ごし豆腐	1丁(300g)	大1丁(400g)
しいたけ	4枚(60g)	4枚(60g)
にら	½束(50g)	½束(50g)
ごま油	大さじ1	大さじ1
A オイスターソース	小さじ2	小さじ2
酒	小さじ2	小さじ2
しょうゆ	小さじ½	小さじ½
鶏ガラスープの素(顆粒)	小さじ¼	小さじ¼
水溶き片栗粉*	小さじ4	小さじ4

＊片栗粉：水＝1：1の割合で作る。

おすすめ献立例

＋ 切り昆布ともやし、 にらのナムル

▶P98

＋ 焼きねぎと三つ葉 のすまし汁

▶P137

▼この料理の栄養価(1人分)

1日の摂取カロリー 1200〜 1500kcalの人	1日の摂取カロリー 1600〜 1800kcalの人
エネルギー 174kcal	エネルギー 202kcal
塩分 1.2g	塩分 1.2g
脂質 11.5g	脂質 13.2g
コレステロール 0mg	コレステロール 0mg

作り方

① 豆腐はざるにのせて軽く水きりをし、厚みを半分に切ってから6等分に切る。

② しいたけは薄切りに、にらは3〜4cm長さに切る。

③ フライパンにごま油を入れて中火で熱し、1の豆腐を入れて強火にし、焼き目をつける。Aと水1¼カップを加えて、しいたけも入れ、煮立ったら中火にしてさらに3〜4分煮る。

④ 水溶き片栗粉を加えてとろみをつけ、にらを加えてひと煮する。

コレステロールを抑えるワザ 6

食物繊維をプラスする

豆腐はイソフラボンが豊富ですが、食物繊維が少ないため、食物繊維が多いきのこをプラスするのがおすすめ。豆腐のたんぱく質と共に、食物繊維もコレステロールの吸収を抑えるため、より効果的な作用が期待できます。

とろみをつけて、豆腐のうまみを引き出す

とろける湯豆腐

調理時間 **20分**

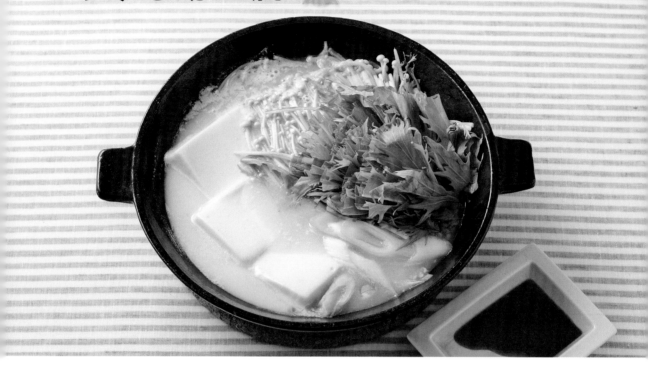

材料(2人分)

	1日の摂取カロリー 1200〜 1500kcalの人	1日の摂取カロリー 1600〜 1800kcalの人
絹ごし豆腐	大1丁(400g)	大1丁(400g)
重曹	小さじ1½	小さじ1½
長ねぎ	2本(120g)	2本(120g)
えのきたけ	½袋(100g)	½袋(100g)
水菜	⅓束(80g)	⅓束(80g)
昆布	5cm角1枚	5cm角1枚
おろししょうが	小さじ1	小さじ1
ゆずこしょう	小さじ⅓	小さじ⅓
ポン酢しょうゆ	小さじ4	小さじ4

おすすめ献立例

+ アボカドとほうれ
ん草のしらすあえ

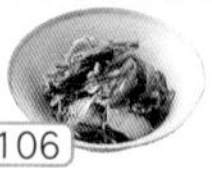

▶P106

+ ごぼうのトマト
きんぴら

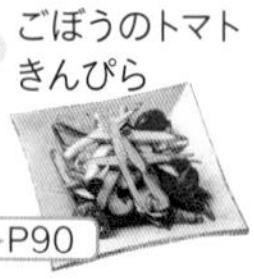

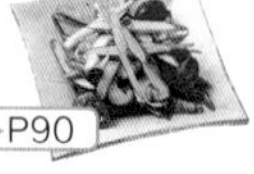

▶P90

�

�🔻この料理の栄養価(1人分)

1日の摂取カロリー 1200〜 1500kcalの人		1日の摂取カロリー 1600〜 1800kcalの人	
エネルギー	171kcal	エネルギー	171kcal
塩分	1.1g	塩分	1.1g
脂質	7.3g	脂質	7.3g
コレステロール	1mg	コレステロール	1mg

作り方

1 鍋に昆布と水4カップ、重曹、塩ひとつまみ(分量外)を入れて軽く混ぜ、6〜8等分に切った豆腐を並べ入れ、中火にかける。

2 長ねぎは斜め薄切りにし、えのきたけは根元を落として食べやすくほぐし、水菜は4〜5cmのざく切りにする。

3 **1**の豆腐がゆらゆらとしてきたら、そのまま5分ほど煮る。アクをとり、あいているところに**2**のねぎとえのきたけを加えて、さらに4〜5分、アクをとりながら煮る。

4 水菜を加えてひと煮し、おろししょうが、ゆずこしょう、ポン酢しょうゆを添え、つけながらいただく。

しょうゆより塩分が少ないめんつゆで減塩

豆腐ステーキ きのこソース

調理時間 20分

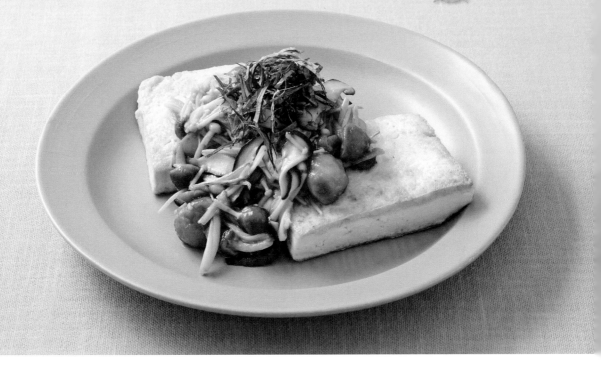

材料（2人分）

	1日の摂取カロリー 1200〜1500kcalの人	1日の摂取カロリー 1600〜1800kcalの人
木綿豆腐	⅔丁（200g）	1丁（300g）
小麦粉	大さじ1⅔	大さじ2
えのきたけ	¼袋（20g）	¼袋（20g）
しいたけ	2枚（30g）	2枚（30g）
ごま油	大さじ1	大さじ1
青じそ	2枚	2枚
なめこ	⅓袋（30g）	⅓袋（30g）
めんつゆ（3倍濃縮）	大さじ1	小さじ4
おろししょうが	小さじ2	小さじ2

おすすめ献立例

＋ パプリカの
きな粉あえ

▶P103

＋ のりスープ

▶P135

▼この料理の栄養価（1人分）

1日の摂取カロリー 1200〜1500kcalの人	1日の摂取カロリー 1600〜1800kcalの人
エネルギー 173kcal	エネルギー 217kcal
塩分 0.9g	塩分 1.2g
脂質 11.1g	脂質 13.6g
コレステロール 0mg	コレステロール 0mg

作り方

❶ 豆腐は横半分に切ってから、厚みを半分にする。ペーパータオルに包み、電子レンジ（600W）で3分加熱して水きりし、小麦粉をまぶす。えのきたけは2cm長さに切り、しいたけは薄切りにする。

❷ フライパンにごま油小さじ2を入れて中火で熱し、豆腐を入れて強火にし、約30秒焼いたら、弱火にして2〜3分焼く。裏返して、再び強火で30秒程度焼いたら、弱火にして1〜2分焼き、器に盛る。

❸ フライパンをさっとふいて、残りのごま油小さじ1を入れ、❶のえのきたけとしいたけを炒める。しんなりしてきたらなめことめんつゆ、おろししょうが、水大さじ2を加えて煮詰め、❷にかける。せん切りにした青じそをのせる。

豆腐団子の蒸しもの

調理時間 **25分**

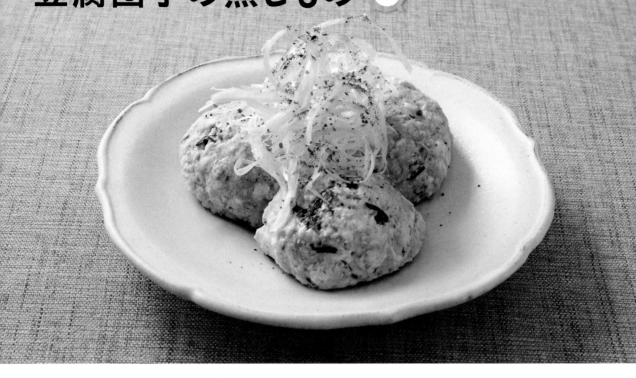

材料(2人分)

	1日の摂取カロリー 1200〜 1500kcalの人	1日の摂取カロリー 1600〜 1800kcalの人
木綿豆腐	½丁（150g）	½丁（150g）
れんこん	130g	130g
鶏むねひき肉	120g	140g
昆布茶	小さじ½（2g）	小さじ½（2g）
片栗粉	大さじ½	小さじ2
塩・こしょう	各少々	各少々
青じそ	6枚	6枚
白髪ねぎ・七味とうがらし	各適量	各適量
ポン酢しょうゆ	大さじ1	大さじ1

おすすめ献立例

+ ブロッコリーの
かにあんかけ
▶P92

+ 水菜と桜えびの
スープ
▶P132

▼この料理の栄養価(1人分)

1日の摂取カロリー 1200〜 1500kcalの人		1日の摂取カロリー 1600〜 1800kcalの人	
エネルギー	177kcal	エネルギー	189kcal
塩分	1.1g	塩分	1.1g
脂質	4.9g	脂質	5.1g
コレステロール	44mg	コレステロール	51mg

作り方

1 豆腐は手で粗くちぎって、ざるにのせて水けをきっておく。れんこんはすりおろす。

2 ボウルにひき肉と**1**、昆布茶、片栗粉、塩、こしょうを入れて粘りが出るまでよく混ぜる。刻んだ青じそを加え、まんべんなく混ざったら、6等分にして丸める。

3 耐熱皿に**2**をのせて、ラップをふんわりとかけ、電子レンジ（600W）で6〜7分加熱する。器に盛り、白髪ねぎをのせて七味とうがらしをふり、ポン酢しょうゆをかける。

もっとおいしく **1**

昆布茶にはうまみ成分たっぷり

このレシピでは、豆腐団子を作るときに昆布茶を加えています。昆布茶には塩分もありますが、グルタミン酸といううまみ成分が豊富なため、少量でも味がぐっと引き立ちます。

風味豊かな中華風手作りドレッシングでいただく

豆腐サラダ

調理時間 **20分**

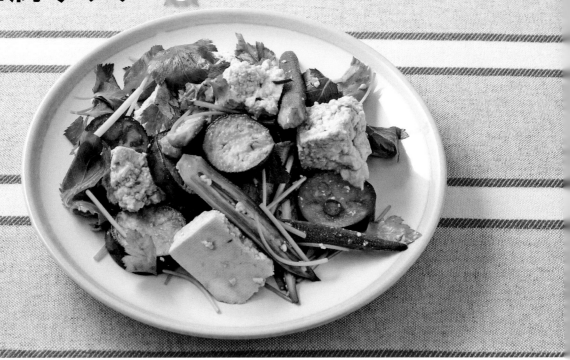

材料(2人分)

	1日の摂取カロリー 1200〜1500kcalの人	1日の摂取カロリー 1600〜1800kcalの人
木綿豆腐	1丁(300g)	1丁(300g)
オクラ	6本(60g)	6本(60g)
なす	1本(60g)	1本(60g)
三つ葉	1束(20g)	1束(20g)
ごま油	小さじ2	大さじ1
A おろししょうが	小さじ1	小さじ1
酢・しょうゆ	各小さじ1	各小さじ1
オイスターソース	小さじ2	小さじ2
みりん	小さじ½	小さじ½

おすすめ献立例

+ 小松菜とわかめ のじゃこ炒め

▶P98

+ トマトと卵の チーズスープ

▶P134

▼この料理の栄養価(1人分)

1日の摂取カロリー 1200〜1500kcalの人		1日の摂取カロリー 1600〜1800kcalの人	
エネルギー	173kcal	エネルギー	191kcal
塩分	1.1g	塩分	1.1g
脂質	11.5g	脂質	13.5g
コレステロール	1mg	コレステロール	1mg

作り方

① 豆腐はペーパータオルで包み、電子レンジ（600W）で3分ほど加熱して水きりし、粗熱をとる。オクラは縦半分に切る。なすは1cm幅の輪切りにして、電子レンジ（600W）で1分加熱する。三つ葉は2cm幅に切る。赤とうがらし½本（分量外）は輪切りにする。

② フライパンにごま油を入れて中火で熱し、①のなすを並べ入れて、両面を焼く。①のオクラと赤とうがらしも加え、さっと炒めて火を通す。

③ ボウルにAを入れて混ぜ、②を油ごと加える。①の豆腐をちぎって加え、三つ葉も加えてなじむように大きく混ぜる。

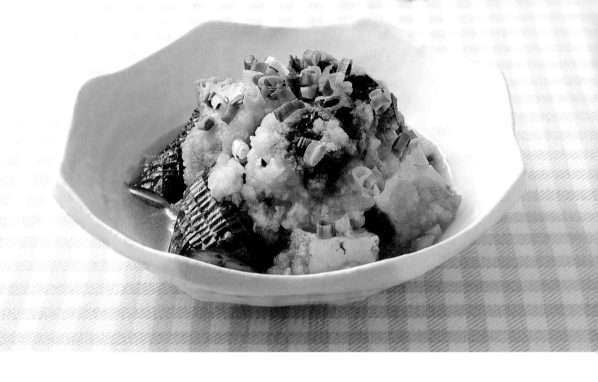

皮に切れ目を入れて味をしみ込みやすく
厚揚げとなすのおろし煮
調理時間 20分

材料(2人分)

	1日の摂取カロリー 1200〜1500kcalの人	1日の摂取カロリー 1600〜1800kcalの人
厚揚げ	小1枚(180g)	大1枚(200g)
なす	2本(120g)	2本(120g)
ごま油	大さじ½	大さじ½
だし汁	1½カップ	1½カップ
A しょうゆ	小さじ2	小さじ2
みりん	小さじ1	小さじ1
砂糖	小さじ½	小さじ½
水溶き片栗粉*	小さじ4	小さじ4
大根おろし	100g	100g
小ねぎ	適量	適量

*片栗粉：水＝1：1の割合で作る。

おすすめ献立例

＋ オクラののり炒め

▶P97

＋ 長いもの とろろ昆布あえ

▶P107

▼この料理の栄養価(1人分)

1日の摂取カロリー 1200〜1500kcalの人	1日の摂取カロリー 1600〜1800kcalの人
エネルギー **189kcal**	エネルギー **203kcal**
塩分 **1.0g**	塩分 **1.0g**
脂質 **12.8g**	脂質 **14.0g**
コレステロール **1mg**	コレステロール **1mg**

作り方

❶ なすは縦横半分に切って、皮目に格子状の切れ目を入れる。厚揚げは湯を回しかけて油抜きをし、縦半分に切ってから1cm厚さに切る。

❷ 鍋にごま油を入れて中火で熱し、**1**のなすを皮目を下にして並べ入れる。つやが出たら、だし汁を入れて煮立てる。

❸ **A**と厚揚げを加えて4〜5分煮る。水溶き片栗粉を加えてとろみがついたら、大根おろしを加えてひと煮する。器に盛り、刻んだ小ねぎを散らす。

コレステロールを抑えるワザ 7

肉を大豆製品におきかえる

大豆製品は、コレステロールや中性脂肪を低下させる作用があり、肉より低エネルギーです。このレシピは厚揚げを使うことで、カロリーやコレステロールを抑えています。

高野豆腐に味がしみて、減塩でもおいしく

高野豆腐と白菜の炒め煮

調理時間 20分

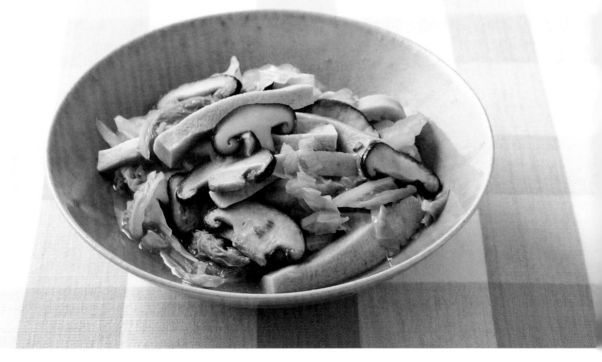

材料(2人分)

	1日の摂取カロリー 1200〜1500kcalの人	1日の摂取カロリー 1600〜1800kcalの人
高野豆腐	2個	3個
白菜	大2枚(200g)	大2枚(200g)
しいたけ	3枚(45g)	3枚(45g)
長ねぎ	1本(60g)	½本(30g)
ごま油	小さじ2	小さじ2
A しょうゆ	小さじ1	小さじ1
オイスターソース	小さじ½	小さじ½
トウバンジャン	小さじ⅓	小さじ⅓
鶏ガラスープの素(顆粒)	小さじ¼	小さじ¼

おすすめ献立例

+ スライスごぼうの
梅かつおあえ

▶P91

+ 焼きねぎと三つ葉
のすまし汁

▶P137

作り方

❶ 高野豆腐はたっぷりのぬるま湯につけて戻し、手ではさんで水けをしっかりときる。厚みを半分に切り、さらに端から7〜8㎜幅に切る。白菜は繊維を断ち切るように横1㎝幅の細切りに、しいたけは薄切りにする。長ねぎはみじん切りにする。

❷ 深めのフライパンにごま油と❶の長ねぎを入れて中火にかけ、香りがたったら白菜としいたけを加えて炒める。

❸ 全体に油がまわったら、高野豆腐、湯1⅓カップ、A を加えてふたをし、白菜がくったりとするまで4〜5分煮る。水溶き片栗粉* 大さじ1(分量外)を加えて、ひと煮し、とろみをつける。

*片栗粉:水=1:1の割合で作る。

▼この料理の栄養価(1人分)

1日の摂取カロリー 1200〜1500kcalの人		1日の摂取カロリー 1600〜1800kcalの人	
エネルギー	155kcal	エネルギー	197kcal
塩分	1.1g	塩分	1.1g
脂質	10.0g	脂質	12.9g
コレステロール	1mg	コレステロール	1mg

牛乳のコクとトマトの酸味でおいしくいただく

ひよこ豆のトマトミルクシチュー

調理時間 **25分**

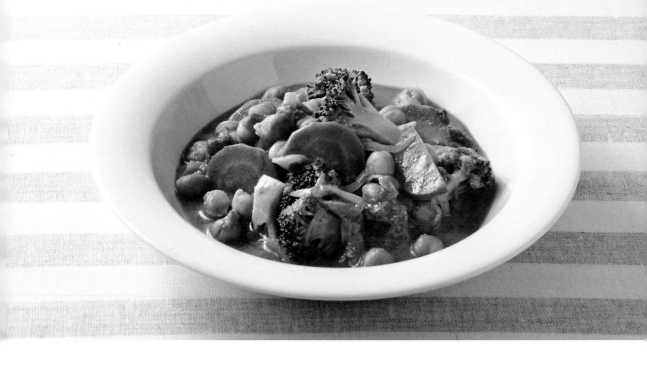

材料(2人分)

	1日の摂取カロリー 1200〜1500kcalの人	1日の摂取カロリー 1600〜1800kcalの人
ひよこ豆(水煮)	130g	140g
玉ねぎ	¼個(50g)	⅓個(60g)
にんじん	¼本(50g)	¼本(50g)
ブロッコリー	⅓個(80g)	⅓個(80g)
トマト水煮(缶)	150g	150g
牛乳(低脂肪)	¼カップ	¼カップ
コンソメ(顆粒)	小さじ⅔	小さじ⅔
オリーブ油	小さじ1	大さじ½
塩・こしょう	各少々	各少々

おすすめ献立例

✚ パプリカとズッキーニ のペペロンチーノ炒め
▶P103

✚ じゃがいもの きのこサラダ
▶P94

作り方

❶ 玉ねぎは薄切りに、にんじんは薄い半月切りにし、ブロッコリーは小房に分ける。

❷ 深めのフライパンにオリーブ油と❶の玉ねぎを入れて中火で炒め、しんなりしたら、にんじんとひよこ豆を加えて、さっと炒める。全体につやが出たら、水⅓カップとコンソメを加えてふたをし、蒸し煮にする。

❸ 煮立ったらトマト水煮を加えて混ぜ、再度ふたをし、ときどきかき混ぜながら3〜4分煮る。

❹ 牛乳とブロッコリーを加えてかき混ぜながら温め、ブロッコリーに火が通ったら塩、こしょうで味を調える。

▼この料理の栄養価(1人分)

1日の摂取カロリー 1200〜1500kcalの人	1日の摂取カロリー 1600〜1800kcalの人
エネルギー 175kcal	エネルギー 193kcal
塩分 1.0g	塩分 1.0g
脂質 4.4g	脂質 5.5g
コレステロール 2mg	コレステロール 2mg

イソフラボンがたっぷりとれる

小松菜ときのこの納豆炒め

調理時間 15分

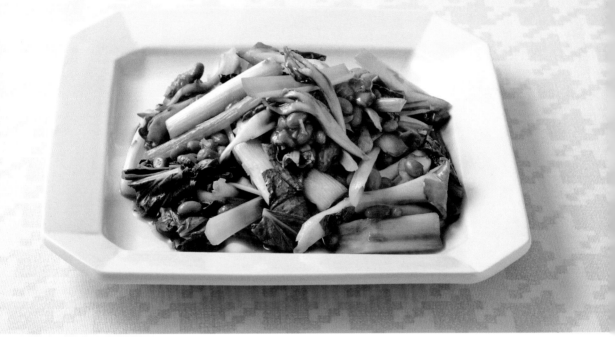

材料(2人分)

	1日の摂取カロリー 1200〜1500kcalの人	1日の摂取カロリー 1600〜1800kcalの人
納豆	2パック(100g)	2パック(100g)
小松菜	½束(120g)	½束(120g)
長ねぎ	大1本(80g)	大1本(80g)
まいたけ	1パック(100g)	1パック(100g)
ごま油	大さじ½	小さじ2
しょうが(みじん切り)	1かけ(10g)	1かけ(10g)
A 酒	大さじ1	大さじ1
しょうゆ・みりん	各小さじ2	各小さじ2

作り方

❶ 小松菜は4cm長さに切り、長ねぎは縦半分に切ってから3〜4cm長さに切る。まいたけは小房にほぐす。

❷ フライパンにごま油としょうがを入れて中火で熱し、香りが立ったら、長ねぎとまいたけ、小松菜の茎を入れて、しんなりするまで炒める。

❸ Aを加えて大きく混ぜ、納豆と小松菜の葉を加え、ほぐすように、手早く炒め合わせる。

おすすめ献立例

オクラの青のりたらこあえ
▶P96

れんこんとマッシュルームのコンソメ煮
▶P100

▼この料理の栄養価(1人分)

1日の摂取カロリー 1200〜1500kcalの人		1日の摂取カロリー 1600〜1800kcalの人	
エネルギー	183kcal	エネルギー	192kcal
塩分	1.0g	塩分	1.0g
脂質	8.5g	脂質	9.5g
コレステロール	1mg	コレステロール	1mg

おすすめ食材 9

納豆は血液をサラサラにする
納豆にはナットウキナーゼという特有の成分が含まれます。この成分は納豆菌が作る酵素で、血液をサラサラにする効果があり、動脈硬化などを予防します。1日に50g食べると効果的といわれています。

耐熱皿で作る具だくさんオムレツ

キッシュ風オムレツ

調理時間
25分

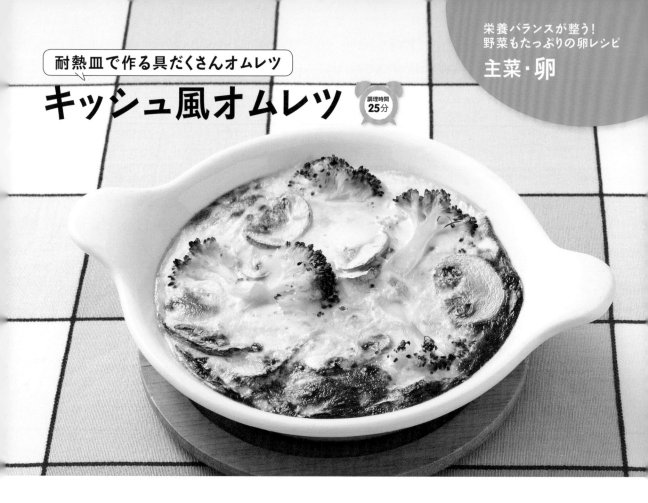

材料（2人分）

	1日の摂取カロリー 1200〜 1500kcalの人	1日の摂取カロリー 1600〜 1800kcalの人
卵	2個（100g）	2個（100g）
ツナ水煮（缶）	小1缶（80g）	小1缶（80g）
ブロッコリー	⅓株（80g）	⅓株（80g）
マッシュルーム	4個（40g）	4個（40g）
ピザ用チーズ	20g	40g
牛乳（低脂肪）	¼カップ	¼カップ
コンソメ（顆粒）	小さじ⅓	小さじ½
オリーブ油	少量	少量

おすすめ献立例

+ オクラの
ゼリーよせ

▶P96

+ キャベツの
カレースープ

▶P132

▼この料理の栄養価（1人分）

1日の摂取カロリー 1200〜 1500kcalの人	1日の摂取カロリー 1600〜 1800kcalの人
エネルギー **171kcal**	エネルギー **206kcal**
塩分 **0.9g**	塩分 **1.0g**
脂質 **9.4g**	脂質 **12.3g**
コレステロール **209mg**	コレステロール **217mg**

作り方

1 ブロッコリーは小房に分けてさっとゆでる。マッシュルームは薄切りにする。

2 ボウルに卵を割りほぐし、ツナを缶汁ごと加え、コンソメ、牛乳、ピザ用チーズを加えて混ぜ合わせる。

3 1を加えて、薄くオリーブ油を塗った耐熱皿に流し入れる。アルミホイルをかぶせてオーブントースターで10分焼き、さらにホイルをはずして5〜6分焼き目がつくまで焼く。オーブンの場合は200℃で20分焼く。

コレステロールを抑えるワザ **8**

卵黄のレシチンは血行を改善する

卵はコレステロールを多く含む食材ですが、卵黄にはレシチンという、体内で細胞膜を作る成分も多く含まれています。水と油の両方になじむため、血管にこびりついたコレステロールを溶かしやすくするはたらきがあります。

豆腐でかさ増しし、ふわふわに仕上げる

豆腐入り卵のにらあんかけ

調理時間 **20分**

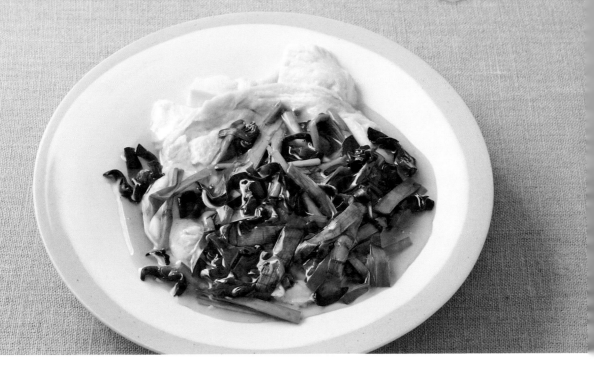

材料(2人分)

	1日の摂取カロリー 1200〜1500kcalの人	1日の摂取カロリー 1600〜1800kcalの人
卵	2個(100g)	3個(150g)
絹ごし豆腐	½丁(150g)	½丁(150g)
きくらげ(乾燥)	5g	5g
にら	⅓束(30g)	⅓束(30g)
ごま油	小さじ2	小さじ2
水溶き片栗粉*	大さじ1	大さじ1
塩・こしょう	各少々	各少々
A 鶏ガラスープの素(顆粒)	小さじ½	小さじ½
しょうゆ・みりん	各小さじ1	各小さじ1

*片栗粉:水＝1:1の割合で作る。

おすすめ献立例

+ 長いもの 酢じょうゆ炒め

▶P107

+ きゅうりと キムチのスープ

▶P135

▼この料理の栄養価(1人分)

1日の摂取カロリー 1200〜1500kcalの人	1日の摂取カロリー 1600〜1800kcalの人
エネルギー 176kcal	エネルギー 212kcal
塩分 1.0g	塩分 1.0g
脂質 11.8g	脂質 14.4g
コレステロール 185mg	コレステロール 278mg

作り方

❶ きくらげはたっぷりの水に10分ほどつけて戻し、細切りにする。にらは2〜3cm長さに切る。

❷ 鍋に水1カップとA、きくらげを入れて強火にかけ、煮立ったら弱火にして1〜2分煮る。水溶き片栗粉を入れてとろみをつけ、にらを加えてしんなりするまで煮る。

❸ ボウルに卵を溶きほぐし、豆腐の水けを軽くきってくずして加える。大きく混ぜ、塩、こしょうを加える。

❹ フライパンにごま油を入れて強火で熱し、❸を流し入れて大きくゆっくりとかき混ぜ、半熟状になるまで火を通す。器に盛り、熱々の❷をかける。

煮詰めることで、トマト味が野菜にしみ込む

フラメンカエッグ

調理時間 **15分**

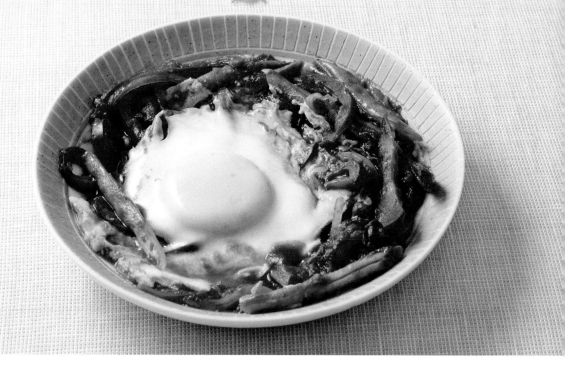

材料(2人分)

材料(2人分)	1日の摂取カロリー 1200～1500kcalの人	1日の摂取カロリー 1600～1800kcalの人
卵	2個(100g)	2個(100g)
トマト水煮(缶)	½缶(200g)	½缶(200g)
玉ねぎ	⅓個(60g)	⅓個(60g)
赤パプリカ	½個(80g)	½個(80g)
さやいんげん	6本(40g)	6本(40g)
オリーブ油	小さじ2	大さじ1
赤とうがらし(輪切り)	⅓本	⅓本
にんにく(みじん切り)	1片(10g)	1片(10g)
コンソメ(顆粒)	小さじ½	小さじ1
塩・こしょう	各少々	各少々

おすすめ献立例

 じゃがいもの きのこサラダ
▶P94

 かぶのポタージュ
▶P136

▼この料理の栄養価(1人分)

	1日の摂取カロリー 1200～1500kcalの人	1日の摂取カロリー 1600～1800kcalの人
エネルギー	165kcal	183kcal
塩分	1.2g	1.2g
脂質	9.6g	11.6g
コレステロール	186mg	186mg

作り方

① 玉ねぎは薄切りに、パプリカは細切りに、さやいんげんは4cm長さの斜め切りにする。

② フライパンにオリーブ油と1の玉ねぎ、にんにく、赤とうがらしを入れて中火にかけ、しんなりするまで炒める。トマト水煮とコンソメを加えて混ぜる。

③ 1のパプリカとさやいんげんも加え、時々混ぜながら5分ほど煮て、塩、こしょうで味を調える。

④ くぼみを作り、そこに卵を割り入れる。ふたをして、弱めの中火で卵が半熟状になるまで火を通す。

それぞれの食材そのものの味を生かして

ぎせい豆腐

調理時間 **15分**

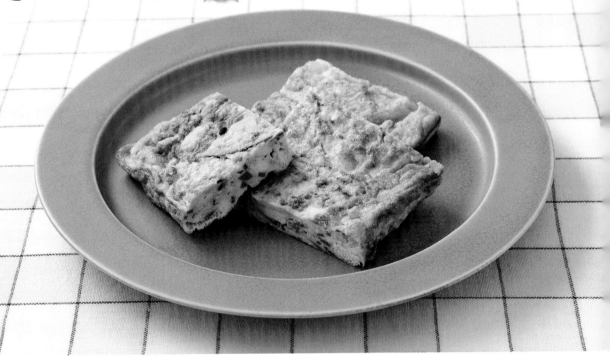

材料(2人分)

	1日の摂取カロリー 1200〜1500kcalの人	1日の摂取カロリー 1600〜1800kcalの人
卵	2個(100g)	2個(100g)
木綿豆腐	大¼丁(80g)	⅓丁(100g)
鶏むねひき肉	50g	60g
にんじん	大⅙本(40g)	大⅙本(40g)
しいたけ	1枚(15g)	1枚(15g)
絹さや	4枚(10g)	4枚(10g)
ごま油	小さじ1	小さじ1
サラダ油	小さじ1	小さじ1
A 砂糖・しょうゆ	各小さじ2	各小さじ2
└ 酒	小さじ1	小さじ1

おすすめ献立例

春菊とえのきの
おひたし
▶P95

根菜汁
▶P137

▼この料理の栄養価(1人分)

1日の摂取カロリー 1200〜1500kcalの人	1日の摂取カロリー 1600〜1800kcalの人
エネルギー 191kcal	エネルギー 204kcal
塩分 1.0g	塩分 1.0g
脂質 11.6g	脂質 12.2g
コレステロール 203mg	コレステロール 207mg

作り方

❶ 豆腐はペーパータオルに包んで耐熱皿にのせ、電子レンジ(600W)で3分加熱して水けをしっかりときる。にんじんは2cm長さのせん切り、しいたけは薄切り、絹さやは斜め細切りにする。

❷ フライパンにごま油を入れて中火で熱し、鶏ひき肉をほぐしながら炒める。色が変わってきたら、❶のにんじんとしいたけ、絹さやを入れて炒める。豆腐をポロポロにくずして加え、Aを入れて水分がとぶまで炒める。

❸ ボウルに卵を入れて溶きはぐし、❷を入れてよく混ぜる。

❹ 卵焼き器(もしくはフライパン)を中火で熱し、サラダ油を入れてなじませ、❸を流し入れて、弱めの中火で両面焼き目がつくまで焼く。切り分けて器に盛る。

やまいもを加えてボリュームアップ＆ふわふわにする

やまいものふんわり卵焼き

調理時間 **15分**

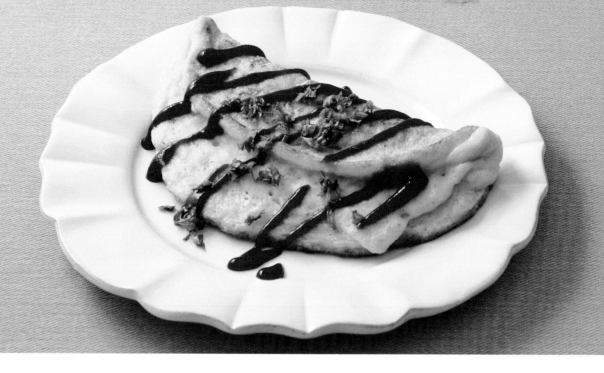

材料(2人分)

	1日の摂取カロリー 1200〜1500kcalの人	1日の摂取カロリー 1600〜1800kcalの人
卵	2個(100g)	2個(100g)
塩	少々	少々
やまいも	80g	100g
粉チーズ	大さじ1	大さじ2
オリーブ油	小さじ2	小さじ2
トマトケチャップ	大さじ1½	大さじ2
パセリ	適量	適量

作り方

1 ボウルに卵、塩、粉チーズ、すりおろしたやまいもを加えてよく混ぜる。

2 フライパンにオリーブ油の半量を入れて熱し、**1**の半分を流し入れて1〜2分焼く。半分に折りたたみ、たたんだほうを上にして器に盛る。トマトケチャップをかけ、みじん切りにしたパセリを散らす。同様にもう1人分作る。

おすすめ献立例

＋ わかめと切り干し大根の中華サラダ

▶P99

＋ きのこのミルクスープ

▶P134

▼この料理の栄養価(1人分)

1日の摂取カロリー 1200〜1500kcalの人	1日の摂取カロリー 1600〜1800kcalの人
エネルギー 180kcal	エネルギー 209kcal
塩分 0.8g	塩分 1.1g
脂質 10.2g	脂質 11.1g
コレステロール 188mg	コレステロール 191mg

コレステロールを抑えるワザ **9**

卵とやまいもでコレステロールをためない

やまいもにはコリンという成分が含まれています。コリンにはレシチンの材料となる成分が含まれ、血管内にコレステロールが沈着するのを防ぐはたらきがあります。卵と一緒に食べることで、コレステロールをためにくくしてくれます。

PART 2

食物繊維たっぷりの野菜がとれる

副菜レシピ

コレステロール値や中性脂肪値を下げる効果がある栄養成分のひとつが食物繊維です。
根菜、緑黄色野菜、きのこ、海藻、こんにゃくなどの食材に含まれています。
PART2では、これらを使ったレシピを紹介します。すべて1食あたり69kcal以下で、
塩分は0.7g以下。味つけや調理法もバラエティに富んでいるので、
メインの主菜に合わせて選びましょう。簡単に作れるレシピがほとんどです。
作りおきマークがあるレシピは、常備菜にもおすすめです。

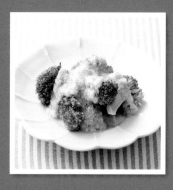
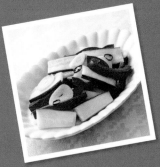

ごぼうのトマトきんぴら

材料(2人分)

ごぼう	⅔本 (80g)
しいたけ	2枚 (30g)
赤とうがらし (輪切り)	½本
ミニトマト	5個 (50g)
オリーブ油	小さじ1
しょうゆ・みりん	各小さじ1
酒	小さじ2

▼この料理の栄養価(1人分)

エネルギー	67kcal
塩分	0.6g
脂質	2.1g
コレステロール	0mg

作り方

❶ ごぼうは縦半分に切ってから、斜め薄切りにする。しいたけは薄切りにする。ミニトマトは半分に切る。

❷ フライパンにオリーブ油、赤とうがらし、ごぼうを入れて、つやが出るまで炒める。

❸ しいたけ、ミニトマトを加えてさっと炒め、なじんだら、しょうゆ、みりん、酒を加えて汁けがなくなるまで炒める。

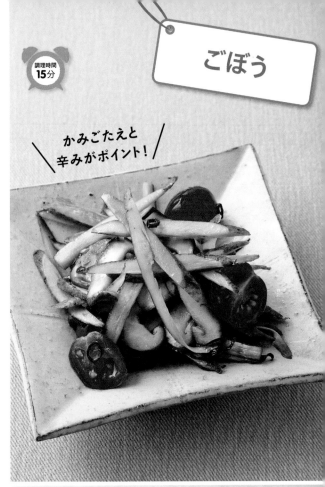

調理時間 15分

かみごたえと辛みがポイント!

ごぼう

ひじきとごぼうのサラダ

材料(2人分)

ごぼう (せん切り)	½本 (60g)
長ひじき	5g
三つ葉	½束 (10g)
いり白ごま	小さじ1
A マヨネーズ (低カロリータイプ)	大さじ1
砂糖	小さじ1
しょうゆ・レモン汁・マスタード	各小さじ½

▼この料理の栄養価(1人分)

エネルギー	55kcal
塩分	0.6g
脂質	2.5g
コレステロール	4mg

作り方

❶ ひじきは水につけて戻し、食べやすい長さに切り、さっとゆでて水けをきる。三つ葉は食べやすい長さに切り、さっとゆでる。

❷ たっぷりの湯でごぼうをゆでてざるにあげる。

❸ ボウルにAを入れてよく混ぜ、2を加えてあえる。なじんだら、ごまを加えて混ぜる。

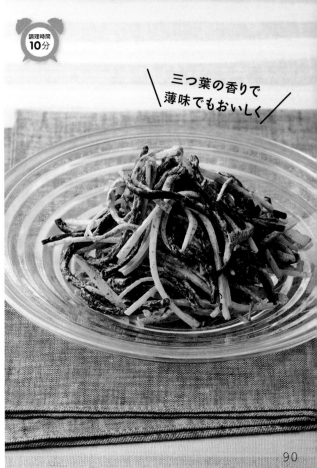

調理時間 10分

三つ葉の香りで薄味でもおいしく

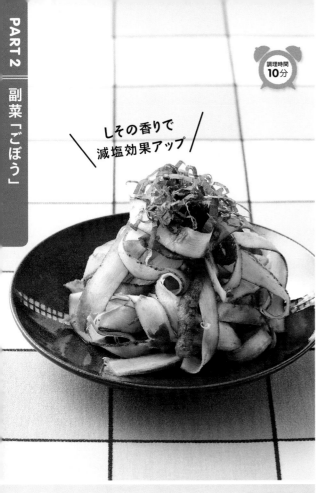

しその香りで
減塩効果アップ

調理時間
10分

スライスごぼうの
梅かつおあえ

材料(2人分)

ごぼう	1本(120g)
青じそ	4枚
梅干し(減塩タイプ)	1個(20g)
A ごま油	小さじ½
めんつゆ(3倍濃縮)	大さじ½
酢	小さじ¼
かつお節	½袋(2g)

▼この料理の
栄養価(1人分)

エネルギー	64kcal
塩分	0.6g
脂質	2.1g
コレステロール	3mg

作り方

① ごぼうはピーラーで薄切りにして、さっとゆでて水けをきる。

② 梅干しは種をとって包丁で粗くたたき、Aを加えて混ぜ、1を加えてあえる。

③ 器に盛り、せん切りにした青じそをのせる。

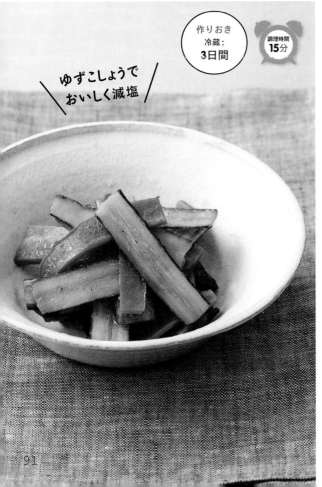

ゆずこしょうで
おいしく減塩

作りおき
冷蔵:
3日間

調理時間
15分

ごぼうとにんじんの
炒め煮

材料(2人分)

ごぼう	½本(80g)
にんじん	¼本(40g)
ごま油	小さじ1
A 水	大さじ3
みりん	小さじ2
しょうゆ	小さじ½
ゆずこしょう	小さじ⅓

▼この料理の
栄養価(1人分)

エネルギー	63kcal
塩分	0.6g
脂質	2.1g
コレステロール	0mg

作り方

① ごぼうは4～5cm長さの短冊切りにし、にんじんも同様の大きさに切る。

② フライパンにごま油を入れて中火で熱し、1を入れて炒める。つやが出たら、Aを加えて汁けがなくなるまで炒め煮にする。

ブロッコリーの
かにあんかけ

調理時間 15分

ブロッコリー

かに缶のうまみと
塩分を生かす

材料(2人分)

ブロッコリー	½株(120g)
かに(缶)	小1缶(50g)
A 酒	大さじ1
水	大さじ1
おろししょうが	小さじ1
しょうゆ	小さじ½
鶏がらスープの素(顆粒)	小さじ¼
水溶き片栗粉*	小さじ2

▼この料理の栄養価(1人分)

エネルギー	55kcal
塩分	0.6g
脂質	0.5g
コレステロール	18mg

*片栗粉:水=1:1の
割合で作る。

作り方

❶ ブロッコリーは小房に分けてさっとゆで、水けをきって器に盛る。

❷ 小鍋にかにを缶汁ごと入れ、Aを加えて煮立たせ、水溶き片栗粉を加えてとろみをつけ、1にかける。

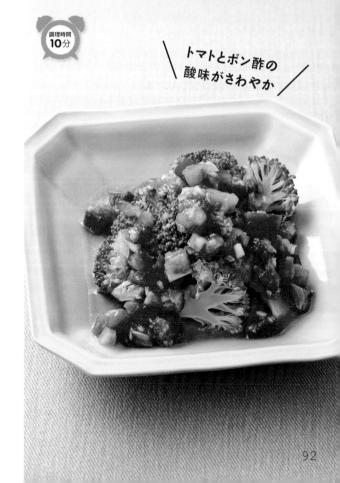

ブロッコリーの
トマトマリネ

調理時間 10分

トマトとポン酢の
酸味がさわやか

材料(2人分)

ブロッコリー	½株(100g)
トマト	½個(80g)
玉ねぎ	⅙個(10g)
A ポン酢しょうゆ	大さじ1
オリーブ油	小さじ1
おろししょうが	小さじ½

▼この料理の栄養価(1人分)

エネルギー	51kcal
塩分	0.6g
脂質	2.4g
コレステロール	0mg

作り方

❶ トマトは粗いみじん切り、玉ねぎはみじん切りにして、Aとともに混ぜておく。

❷ ブロッコリーは小房に分けてさっとゆで、1を加えて混ぜる。

調理時間
15分

カレー風味で塩分を
控えめに

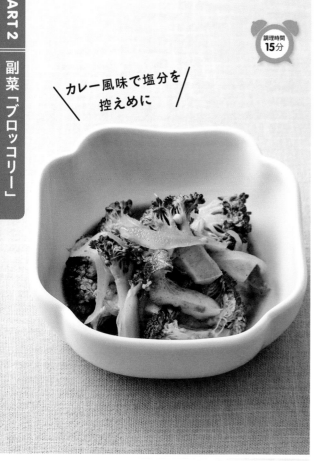

ブロッコリーとエリンギの玉ねぎカレー煮

材料(2人分)

ブロッコリー	½株(120g)
エリンギ	1本(60g)
玉ねぎ	¼個(40g)
オリーブ油	小さじ1
A 水	⅓カップ
コンソメ(顆粒)	小さじ½
カレー粉	小さじ1

●この料理の
栄養価(1人分)

エネルギー	62kcal
塩分	0.6g
脂質	2.7g
コレステロール	0mg

作り方

❶ ブロッコリーは小房に分ける。エリンギは長さを半分に切ってから6等分に切る。玉ねぎは薄切りにする。

❷ フライパンにオリーブ油と**1**の玉ねぎを入れて中火で炒め、透き通ってきたら、**A**を加えて強火にし、煮立たせる。**1**のブロッコリーとエリンギを加えて1〜2分煮る。

調理時間
10分

焼いた油揚げの
香ばしさがポイント

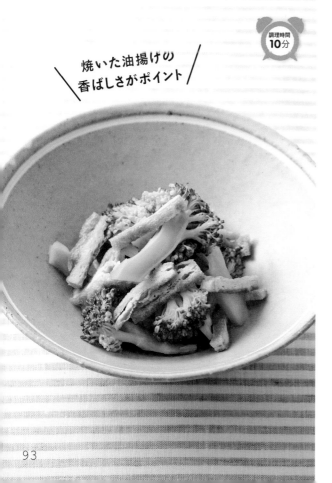

ブロッコリーと焼き油揚げのからしあえ

材料(2人分)

ブロッコリー	½株(120g)
油揚げ	⅓枚(15g)
A しょうゆ	小さじ1
練りからし	小さじ½
みりん	小さじ½

●この料理の
栄養価(1人分)

エネルギー	61kcal
塩分	0.7g
脂質	3.2g
コレステロール	0mg

作り方

❶ ブロッコリーは小房に分け、大きければさらに半分に切り、さっとゆでる。

❷ 油揚げは魚焼きグリルやオーブントースターなどでこんがりと焼き、縦半分に切ってから細切りにする。

❸ ボウルに**A**を入れて混ぜ、**1**と**2**を入れてあえる。

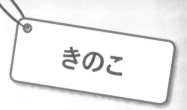

じゃがいもの
きのこサラダ

調理時間 15分

材料(2人分)

じゃがいも	小1個(140g)
しめじ	½パック(50g)
えのきたけ	⅓袋(60g)
A しょうゆ・レモン汁	各小さじ1
粒マスタード	小さじ½
おろしにんにく	少々

●この料理の栄養価(1人分)

エネルギー	56kcal
塩分	0.6g
脂質	0.4g
コレステロール	0mg

作り方

❶ じゃがいもは皮をむいてから、ピーラーで薄切りにし、水に入れてさっと洗って水けをきる。しめじは小房にほぐし、えのきたけは長さを半分に切ってほぐす。

❷ 鍋に湯を沸かして、じゃがいもを入れてゆでる。続けてきのこ類を加えてゆで、ざるにあげて水けをきる。

❸ ボウルにAを入れて混ぜ、2とあえる。

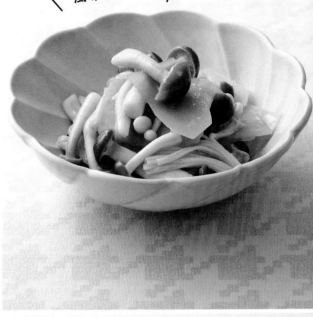

粒マスタードを使って
風味をアップ

焼ききのこの
おろしきゅうりあえ

調理時間 10分

材料(2人分)

しいたけ	2枚(30g)
まいたけ	½パック(50g)
きゅうり	1本(100g)
A すり白ごま	大さじ1
酢	小さじ2
砂糖	小さじ1
塩	小さじ⅙

●この料理の栄養価(1人分)

エネルギー	42kcal
塩分	0.6g
脂質	1.9g
コレステロール	0mg

作り方

❶ 魚焼きグリルの上にアルミホイルを広げて、大きめに裂いたまいたけとしいたけを並べ、中火でこんがりと焼き色がつくまで焼く。

❷ きゅうりはすりおろして水けを軽くきり、Aと合わせる。

❸ 1のしいたけを4等分に切り、まいたけは食べやすい大きさにほぐして、2とあえる。

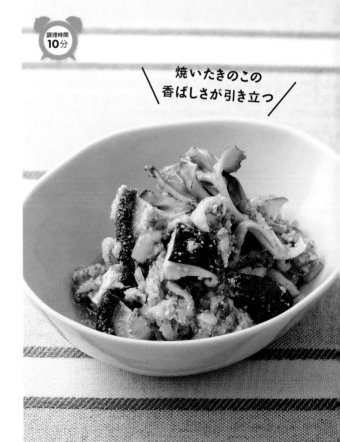

焼いたきのこの
香ばしさが引き立つ

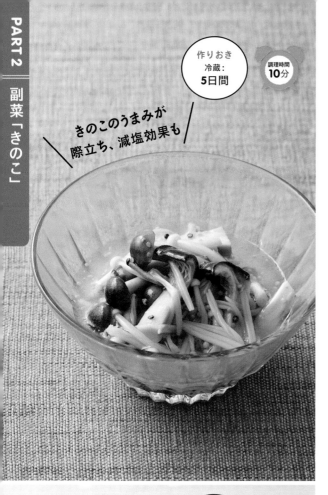

きのこのうまみが
際立ち、減塩効果も

きのこのピクルス

材料（2人分）

エリンギ	1本（60g）
えのきたけ	¼袋弱（40g）
しめじ	½パック（50g）
オリーブ油	小さじ1
A 米酢	¼カップ
りんごジュース	¼カップ
塩	小さじ⅓
ローリエ	1枚
粒マスタード	小さじ1

▼この料理の栄養価（1人分）

エネルギー	50kcal
塩分	0.6g
脂質	2.5g
コレステロール	0mg

作り方

❶ エリンギは長さを半分に切って縦6等分に切る。えのきたけは長さを半分に切ってほぐし、しめじは小房に分ける。

❷ フライパンにオリーブ油を入れて強火で熱し、**1**を加えてしんなりするまで炒める。

❸ **A**を小鍋に入れて、中火で一度煮立たせる。火を止めてマスタードを加えて混ぜ、温かいうちに**2**のきのこを加えて漬け込む。

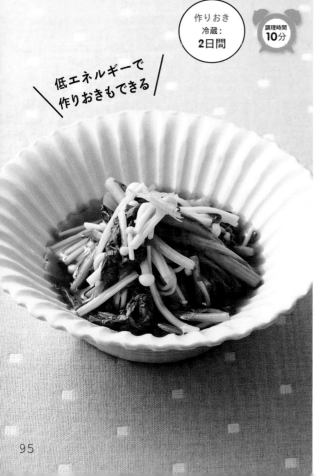

低エネルギーで
作りおきもできる

春菊とえのきの
おひたし

材料（2人分）

春菊	½束（100g）
えのきたけ	½袋（100g）
ゆずの皮	適量
A だし汁	大さじ3
しょうゆ	小さじ1
酢・砂糖	各小さじ½

▼この料理の栄養価（1人分）

エネルギー	33kcal
塩分	0.6g
脂質	0.3g
コレステロール	0mg

作り方

❶ 春菊は4cm長さに切り、さっとゆでて水けをしぼる。えのきたけは長さを半分に切ってほぐし、さっとゆでて水けをしっかりときる。

❷ ボウルに**A**を入れて混ぜ、**1**を加えてあえる。器に盛り、せん切りにしたゆずの皮をのせる。

オクラの
青のりたらこあえ

材料(2人分)

オクラ	10本(100g)
たらこ	½腹(30g)
青のり	小さじ1
ごま油	小さじ½

●この料理の
栄養価(1人分)

エネルギー	44kcal
塩分	0.7g
脂質	1.9g
コレステロール	53mg

作り方

❶ オクラは1〜2分ゆでてざるにあげ、粗熱がとれたら斜めに3〜4等分にする。

❷ たらこは薄皮に切り目を入れて、中身をしごき出してボウルに入れる。青のり、ごま油を加えてよく混ぜ、**1**を加えてあえる。

> **おすすめ食材 10**
> **オクラ**は余分な脂を排出させる
> オクラは食物繊維が豊富で、コレステロールや中性脂肪など余分な脂を排出させます。

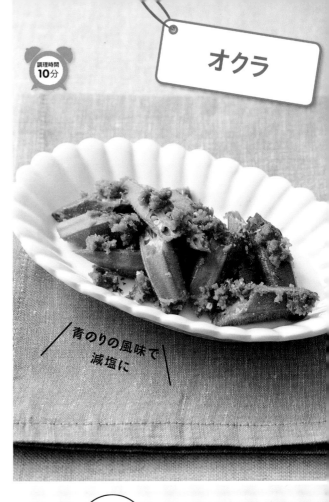

調理時間 10分

オクラ

青のりの風味で
減塩に

オクラのゼリーよせ

材料(2人分)

オクラ	4本(40g)
ホールコーン	大さじ1(10g)
ハム	1枚(12g)
粉ゼラチン	小さじ1(5g)
A コンソメ(顆粒)	小さじ⅓
しょうゆ	小さじ⅓
みりん	小さじ⅓

●この料理の
栄養価(1人分)

エネルギー	40kcal
塩分	0.7g
脂質	1.0g
コレステロール	4mg

作り方

❶ オクラはさっとゆでてから小口切りに、ハムは5㎜角に切る。ホールコーンとともに器に等分に入れておく。

❷ ゼラチンは袋の表示通りの量の水にふり入れて混ぜ、湿らせておく。

❸ 小鍋に**A**を入れて弱火で煮立てる。火を止めて**2**を入れて溶かし混ぜ、**1**に注ぎ入れて冷蔵室で約2時間冷やし固める。

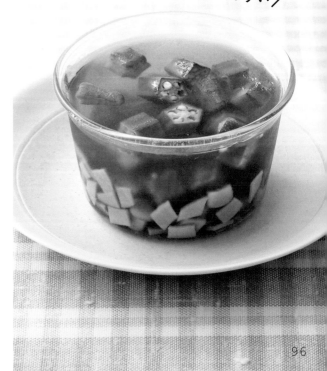

調理時間 10分

作りおき
冷蔵:
3日間

(冷やし固める
時間は除く)

冷やすと、
塩分を感じやすい

96

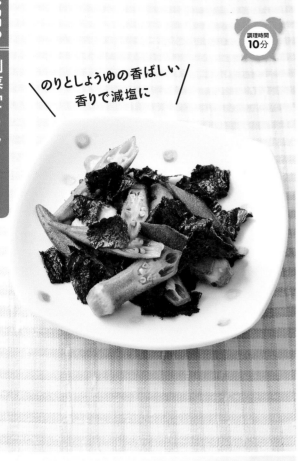

のりとしょうゆの香ばしい
香りで減塩に

調理時間
10分

オクラののり炒め

材料(2人分)

オクラ	10本(100g)
焼きのり	全形1枚(3g)
ごま油	小さじ1
酒	小さじ2
しょうゆ	小さじ1

▼この料理の
栄養価(1人分)

エネルギー	43kcal
塩分	0.6g
脂質	2.2g
コレステロール	0mg

作り方

❶ オクラはガクをとり、斜め半分に切る。のりはひと口大にちぎる。

❷ フライパンにごま油を入れて中火で熱し、オクラをさっと炒め、しょうゆと酒をふる。1～2分炒め、のりを加えて手早く炒め合わせる。

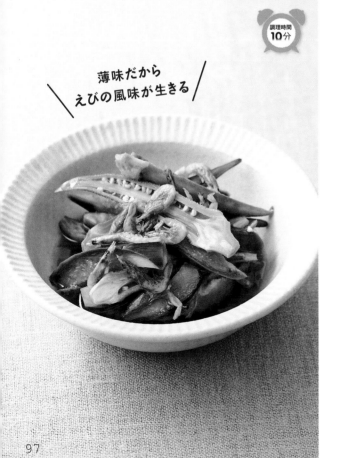

薄味だから
えびの風味が生きる

調理時間
10分

オクラと桜えびの
煮びたし

材料(2人分)

オクラ	10本(100g)
なす	1本(60g)
桜えび	8g
A だし汁	¾カップ
しょうゆ	小さじ1
みりん	小さじ½

▼この料理の
栄養価(1人分)

エネルギー	38kcal
塩分	0.7g
脂質	0.3g
コレステロール	29mg

作り方

❶ オクラはガクをとり、縦半分に切る。なすは縦半分に切り、斜め薄切りにする。

❷ 鍋に桜えびを入れてからいりする。香りが立ったら、**A**を入れて煮立たせ、**1**を加えてひと煮する。器に汁ごと盛る。

切り昆布ともやし、にらのナムル

材料(2人分)

切り昆布(乾燥)	10g
もやし	¼袋(60g)
にら	¼束(20g)
A しょうゆ・酢	各小さじ½
┃ ごま油	小さじ½
┃ 鶏ガラスープの素(顆粒)	小さじ¼

▼この料理の栄養価(1人分)

エネルギー	42kcal
塩分	0.6g
脂質	3.1g
コレステロール	0mg

作り方

❶ 切り昆布はひたひたの水に10分ほどつけて戻し、水けをきって食べやすい長さに切る。にらは4〜5cm長さに切る。

❷ 耐熱ボウルに**1**の切り昆布ともやしを入れ、**A**を回しかけてラップをし、電子レンジ(600W)で1分加熱し、上下を混ぜる。

❸ にらを加えて、再びラップをかけて電子レンジで30〜40秒加熱し、混ぜる。

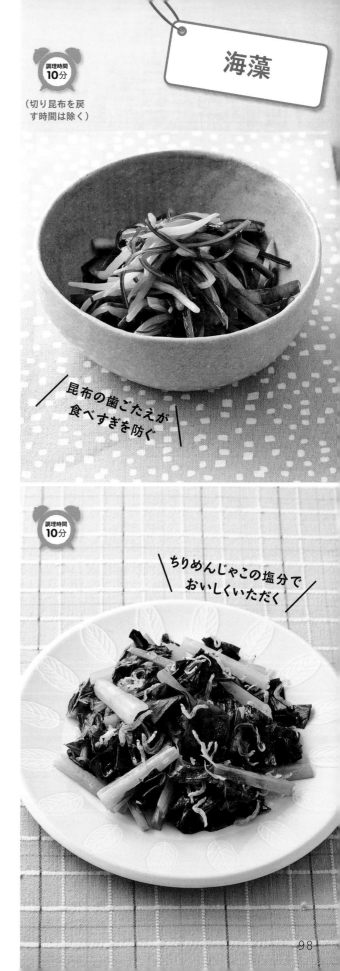

調理時間 10分

(切り昆布を戻す時間は除く)

海藻

昆布の歯ごたえが食べすぎを防ぐ

小松菜とわかめのじゃこ炒め

材料(2人分)

わかめ(塩蔵)	60g
小松菜	⅓束(100g)
ちりめんじゃこ	6g
ごま油	小さじ1
A 酒	小さじ1
┃ おろししょうが	小さじ1
┃ しょうゆ・みりん	各小さじ½

▼この料理の栄養価(1人分)

エネルギー	42kcal
塩分	0.5g
脂質	2.3g
コレステロール	12mg

作り方

❶ わかめはよく水洗いして、ひと口大に切る。小松菜は3〜4cm長さに切る。

❷ フライパンにごま油を入れて中火で熱し、ちりめんじゃこと**1**の小松菜を入れてさっと炒め、しんなりしてきたらわかめを加える。

❸ **A**を回し入れ、強めの中火で、手早く炒め合わせる。

調理時間 10分

ちりめんじゃこの塩分でおいしくいただく

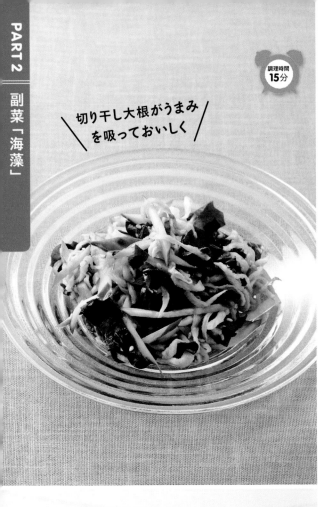

調理時間
15分

切り干し大根がうまみ
を吸っておいしく

わかめと切り干し大根の中華サラダ

材料(2人分)

わかめ(塩蔵)	40g
きゅうり	⅓本(40g)
切り干し大根(乾燥)	10g
A いり白ごま	小さじ1
酢	小さじ1
砂糖・しょうゆ	各小さじ½
ごま油	小さじ½

●この料理の
栄養価(1人分)

エネルギー	39kcal
塩分	0.5g
脂質	1.7g
コレステロール	0mg

作り方

❶ 切り干し大根はぬるま湯につけて戻し、さっとゆでて水けをきる。わかめはよく水洗いして食べやすい大きさに切る。きゅうりは斜め薄切りにしてから細切りにする。

❷ ボウルに A を入れてよく混ぜ、1 を加えてあえる。

調理時間
10分

(ひじきを戻す
時間は除く)

納豆にはコレステロールを
下げる効果が

ほうれん草とひじきの納豆あえ

材料(2人分)

芽ひじき(乾燥)	4g※
ほうれん草	½束(120g)
納豆	1パック(40g)
しょうゆ	小さじ1
練りからし	少々

※戻したものなら40g

●この料理の
栄養価(1人分)

エネルギー	57kcal
塩分	0.6g
脂質	2.4g
コレステロール	0mg

作り方

❶ ひじきはたっぷりの水に 20 分ほどつけて戻し、さっとゆでて水けをきる。ほうれん草もゆでて水けをしぼり、2～3cm長さに切る。

❷ 納豆にしょうゆと練りからしを入れてよく混ぜ、1 を加えてあえる。

れんこんのみそあえ

材料（2人分）

れんこん	120g
長ねぎ	5cm（10g）
A すり白ごま	小さじ1
みそ	小さじ1
みりん	小さじ⅓

▼この料理の栄養価（1人分）

エネルギー	56kcal
塩分	0.5g
脂質	0.8g
コレステロール	0mg

作り方

❶ れんこんは薄い半月切りにして、さっとゆでて水けをきる。長ねぎはみじん切りにする。

❷ ボウルに **A** と **1** の長ねぎを入れてよく混ぜ、なじんだられんこんを加えてあえる。

コレステロールを抑えるワザ 10

れんこんの食物繊維が効果的にはたらく

れんこんに含まれる食物繊維は、そのほとんどが不溶性。コレステロールの上昇を抑えたり、腸の動きを活発にして便秘を解消します。

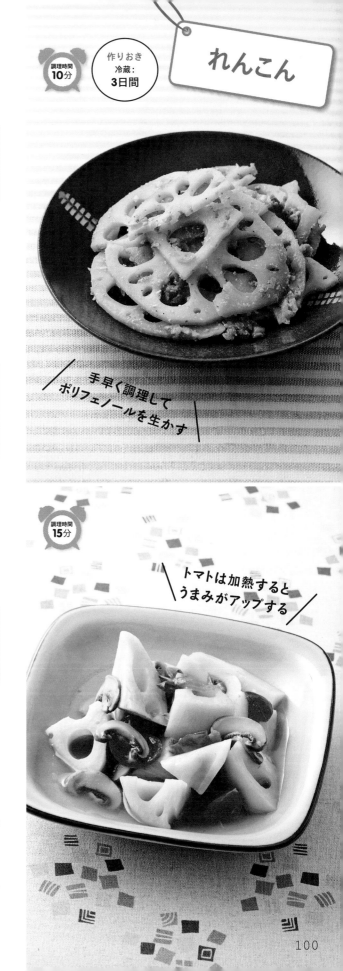

調理時間 10分

作りおき 冷蔵：3日間

れんこん

手早く調理してポリフェノールを生かす

トマトは加熱するとうまみがアップする

調理時間 15分

れんこんとマッシュルームのコンソメ煮

材料（2人分）

れんこん	120g
ミニトマト	4個（40g）
マッシュルーム	3個（30g）
コンソメ（顆粒）	小さじ½
オリーブ油	小さじ1

▼この料理の栄養価（1人分）

エネルギー	69kcal
塩分	0.6g
脂質	2.2g
コレステロール	0mg

作り方

❶ れんこんはひと口大の乱切りにする。ミニトマトは4つ割りにし、マッシュルームは薄切りにする。

❷ 鍋にオリーブ油を中火で熱し、**1** のれんこんを入れて炒める。油がまわったら、水½カップとコンソメ、マッシュルームを加えてふたをし、弱火で4〜5分煮る。ミニトマトを加えてひと煮し、トマトが少し煮くずれたところで火を止める。

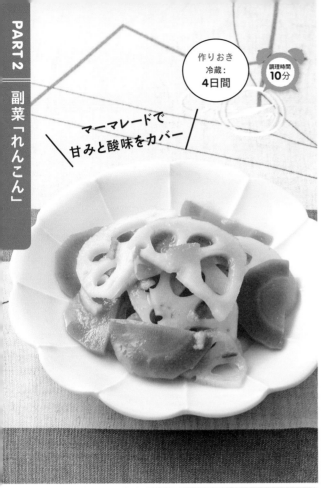

作りおき
冷蔵：**4日間**

調理時間 **10分**

マーマレードで
甘みと酸味をカバー

れんこんの
マーマレードなます

材料（2人分）

れんこん	100g
にんじん	¼本（40g）
A 酢	小さじ2
マーマレード	大さじ1
塩	小さじ⅙

▼この料理の
栄養価（1人分）

エネルギー	61kcal
塩分	0.6g
脂質	0.1g
コレステロール	0mg

作り方

❶ れんこんとにんじんは薄い半月切りにし、さっとゆでて水けをきる。

❷ ボウルに**A**を入れて混ぜ、**1**を加えてあえる。

> **おすすめ食材 11**
> **れんこんは抗酸化作用が強力**
> れんこんは水にさらさず、さっと加熱します。ポリフェノールなどがもつ抗酸化作用が強力に発揮されます。

作りおき
冷蔵：**4日間**

調理時間 **10分**

ソース焼きそば風の
味つけがうれしい

れんこんのソース炒め

材料（2人分）

れんこん	100g
エリンギ	1本（60g）
ごま油	小さじ1
青のり	適量
A ウスターソース	小さじ2
水	大さじ½

▼この料理の
栄養価（1人分）

エネルギー	68kcal
塩分	0.7g
脂質	2.2g
コレステロール	0mg

作り方

❶ れんこんは薄いいちょう切りにし、エリンギは縦横半分に切ってから薄切りにする。

❷ フライパンにごま油を入れて中火で熱し、**1**を炒める。**A**を加えて汁けがなくなるまでさらに炒める。

❸ 器に盛り、青のりをふる。

パプリカのカッテージチーズあえ

材料(2人分)

赤パプリカ	⅓個(60g)
黄パプリカ	⅓個(60g)
A カッテージチーズ	30g
オリーブ油	小さじ1
塩・こしょう	各少々

●この料理の栄養価(1人分)

エネルギー	50kcal
塩分	0.5g
脂質	2.8g
コレステロール	3mg

作り方

❶ パプリカは縦薄切りにする。耐熱皿にのせてラップをふんわりとかけて、電子レンジ(600W)で1分〜1分20秒加熱する。

❷ 1に**A**を加えてあえる。

コレステロールを抑えるワザ 11

β-カロテンが血液をサラサラに
パプリカにはβ-カロテンが豊富。β-カロテンは体内でビタミンAに変化し、コレステロールの酸化を防ぎ、血栓などを予防します。

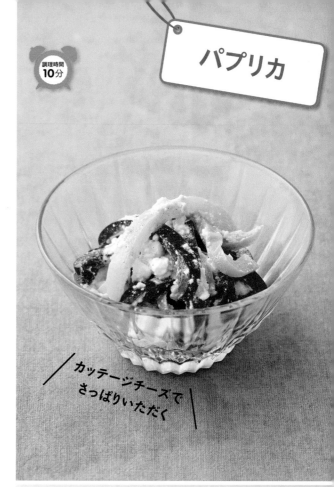

調理時間 10分

パプリカ

カッテージチーズで
さっぱりいただく

パプリカのごま酢あえ

材料(2人分)

黄パプリカ	½個(80g)
セロリ	½本(60g)
A すり白ごま	大さじ2
だし汁	大さじ½
しょうゆ	小さじ1
酢	小さじ1
砂糖	小さじ½

●この料理の栄養価(1人分)

エネルギー	58kcal
塩分	0.6g
脂質	3.4g
コレステロール	0mg

作り方

❶ パプリカは縦半分に切ってから薄切りにし、セロリは筋をとって斜め薄切りにする。

❷ 鍋にたっぷりの湯を沸かして、**1**を入れてさっとゆでて水けをきる。

❸ ボウルに**A**を入れてよく混ぜ、**2**を加えてあえる。

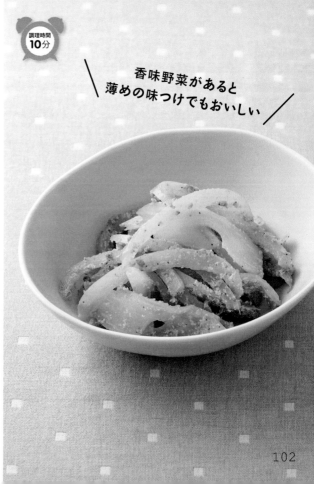

調理時間 10分

香味野菜があると
薄めの味つけでもおいしい

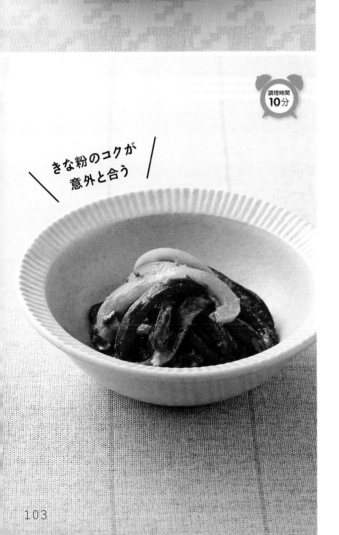

にんにくをしっかり
きかせる

調理時間
15分

パプリカとズッキーニの
ペペロンチーノ炒め

材料(2人分)

赤パプリカ	½個(80g)
ズッキーニ	⅓本(70g)
にんにく(薄切り)	1かけ(10g)
赤とうがらし(輪切り)	½本
オリーブ油	小さじ1
塩	小さじ⅙
白ワイン	小さじ2

▼この料理の
栄養価(1人分)

エネルギー	45kcal
塩分	0.6g
脂質	2.2g
コレステロール	0mg

作り方

❶ パプリカは縦半分に切ってから横6〜7mm幅に切り、ズッキーニはパプリカの大きさに合わせて短冊切りにする。

❷ フライパンにオリーブ油とにんにく、塩を入れて中火で熱する。香りが立ってきたら、1、赤とうがらしを入れて、白ワインを加える。野菜に火が通るまで、強めの中火で炒める。

きな粉のコクが
意外と合う

調理時間
10分

パプリカのきな粉あえ

材料(2人分)

赤パプリカ	⅓個(60g)
黄パプリカ	⅓個(60g)
A きな粉	小さじ4
砂糖	小さじ1
しょうゆ	小さじ1

▼この料理の
栄養価(1人分)

エネルギー	43kcal
塩分	0.6g
脂質	1.2g
コレステロール	0mg

作り方

❶ パプリカは縦薄切りにし、耐熱皿にのせてラップをふんわりとかけて、電子レンジ(600W)で1分〜1分20秒加熱する。

❷ ボウルにAを入れて、なめらかになるように混ぜ、1を加えてあえる。

しらたきのクリーム煮

材料(2人分)

しらたき(アク抜きタイプ)	150g
グリーンアスパラガス	2本(30g)
ハム	1枚(12g)
A 牛乳(低脂肪)	¼カップ
↓ 粉チーズ	大さじ2
塩	ひとつまみ
こしょう	少々

▼この料理の栄養価(1人分)

エネルギー	59kcal
塩分	0.7g
脂質	3.0g
コレステロール	11mg

作り方

❶ アスパラガスは下半分をピーラーでむき、斜め3cm長さに切る。しらたきは水洗いして水けをしっかりときり、食べやすく切る。ハムは細切りにする。

❷ 小鍋に1のしらたきを入れて中火にかけ、チリチリと音がするまで、からいりする。

❸ 2にAと1のハム、アスパラガスを加える。塩、こしょうで味を調え、水分がなくなるまで、混ぜながら、弱めの中火で煮る。

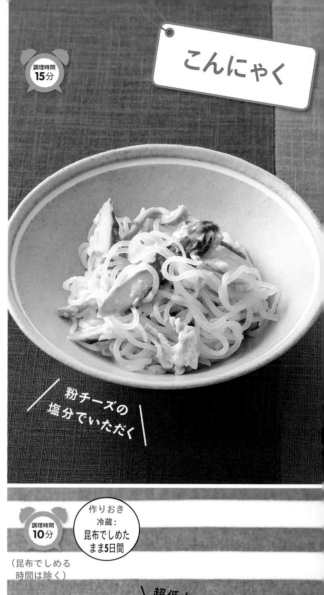

調理時間 15分

粉チーズの塩分でいただく

こんにゃくの昆布じめ

材料(2人分)

白こんにゃく	100g
昆布	10cm長さ×2枚
酒・水	各大さじ2
すだち	適宜

▼この料理の栄養価(1人分)

エネルギー	4kcal
塩分	0.1g
脂質	0g
コレステロール	0mg

作り方

❶ バットに酒と水を入れて混ぜ、昆布をつけて戻す。

❷ こんにゃくは7～8mm厚さの薄切りにし、ゆでてざるにあげ、水けをしっかりときる。

❸ ラップの上に1の昆布を水けをきってのせ、その上にこんにゃくを並べて、もう1枚の昆布ではさみ、そのままラップでぴったりと包み、半日以上おく。器に盛り、あれば半分に切ったすだちを添える。

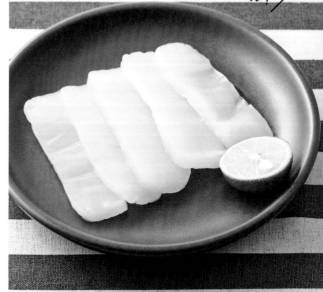

調理時間 10分

作りおき 冷蔵: 昆布でしめたまま5日間

(昆布でしめる時間は除く)

超低カロリー、低塩分! 低コレステロール!

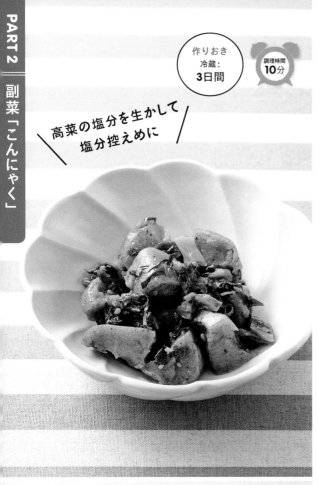

作りおき
冷蔵:
3日間

調理時間
10分

高菜の塩分を生かして
塩分控えめに

こんにゃくの高菜炒め

材料(2人分)

こんにゃく(アク抜きタイプ)	120g
高菜漬け	20g
ごま油	小さじ1
赤とうがらし(輪切り)	½本
A 酒	小さじ1
みりん	小さじ½
しょうゆ	1滴

▼この料理の
栄養価(1人分)

エネルギー	31kcal
塩分	0.6g
脂質	2.1g
コレステロール	0mg

作り方

❶ こんにゃくはスプーンでひと口大にちぎり、高菜漬けはみじん切りにする。

❷ フライパンにごま油とこんにゃく、赤とうがらしを入れて、強めの中火でこんにゃくがチリチリと音がするまで、しっかりと炒める。

❸ **2**に**1**の高菜漬けと**A**を加え、汁けがなくなるまで炒め煮にする。

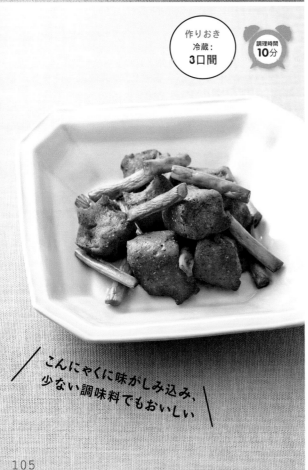

作りおき
冷蔵:
3日間

調理時間
10分

こんにゃくに味がしみ込み、
少ない調味料でもおいしい

いんげんと
雷こんにゃく

材料(2人分)

こんにゃく	120g
さやいんげん	4本(40g)
ごま油	小さじ1
A 水	小さじ2
しょうゆ・酒	各小さじ1
砂糖	小さじ½
ラー油	小さじ¼

▼この料理の
栄養価(1人分)

エネルギー	45kcal
塩分	0.6g
脂質	2.6g
コレステロール	4mg

作り方

❶ こんにゃくは1cm角程度にちぎり、さやいんげんは2cm長さに切る。

❷ 鍋にごま油を入れて中火で熱し、こんにゃくを入れてバリバリと音がするまでしっかりと炒め、余分な水分をとばす。

❸ **2**に**A**とさやいんげんを加え、汁けがなくなるまで炒め煮にする。

アボカドとほうれん草
のしらすあえ

材料（2人分）

アボカド	大¼個（50g）
ほうれん草	½束（100g）
練りわさび	小さじ⅓
しょうゆ	小さじ½
しらす干し	12g

▼この料理の
栄養価（1人分）

エネルギー	64kcal
塩分	0.7g
脂質	4.8g
コレステロール	15mg

作り方

❶ ほうれん草はゆでて2〜3㎝長さに切り、水けをしっかりとしぼる。アボカドは1㎝角に切る。

❷ ボウルに練りわさびとしょうゆを入れてよく溶き、**1**のアボカドを加え、とろっとするまで混ぜる。

❸ **2**に**1**のほうれん草としらす干しを加えてさっくりと混ぜる。

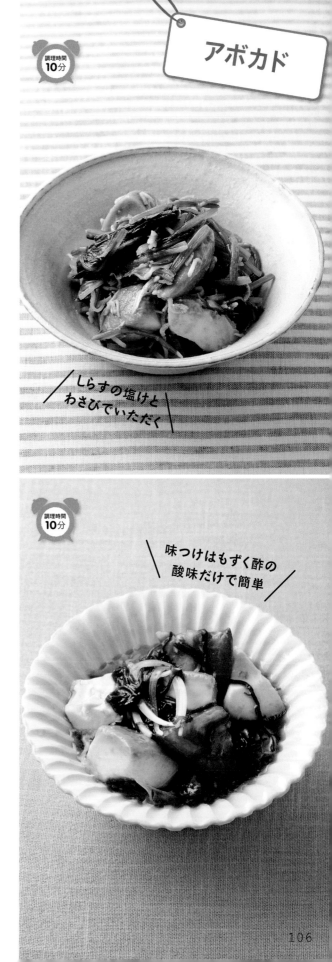

調理時間 10分

アボカド

しらすの塩けと
わさびでいただく

味つけはもずく酢の
酸味だけで簡単

アボカドもずく酢

材料（2人分）

アボカド	小½個（60g）
トマト	⅓個（60g）
玉ねぎ	1/16個（10g）
もずく酢	½パック（40g）
おろししょうが	小さじ1

▼この料理の
栄養価（1人分）

エネルギー	68kcal
塩分	0.6g
脂質	5.3g
コレステロール	0mg

作り方

❶ 玉ねぎは薄切りにし、おろししょうがとともにもずく酢に漬けておく。

❷ アボカドとトマトはそれぞれ1㎝角に切る。

❸ **2**に**1**を加えてあえ、器に盛る。

調理時間 10分

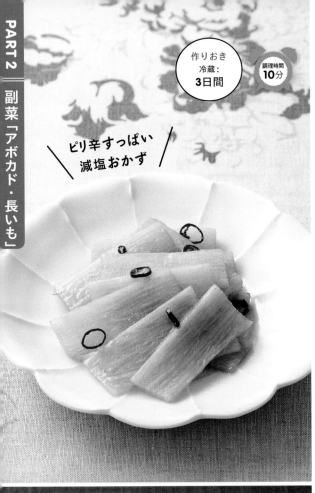

ピリ辛すっぱい
減塩おかず

作りおき
冷蔵：
3日間

調理時間
10分

長いもの酢じょうゆ炒め

長いも

材料（2人分）

長いも	140g
赤とうがらし（輪切り）	½本
ごま油	小さじ1
酢	小さじ1
しょうゆ	小さじ1⅓

▼この料理の栄養価（1人分）

エネルギー	67kcal
塩分	0.7g
脂質	2.2g
コレステロール	0mg

作り方

❶ 長いもは薄い短冊切りにする。

❷ フライパンにごま油と赤とうがらし、**1**の長いもを入れて中火でさっと炒める。水を大さじ1ほど回しかけてふたをし、弱めの中火で2～3分蒸し焼きにする。

❸ 酢としょうゆを加えて中火にし、汁けがとぶまで炒める。

調理時間
10分

とろろ昆布で
味と香りをプラス

長いものとろろ昆布あえ

材料（2人分）

長いも	100g
きゅうり	½本（50g）
とろろ昆布	3g
めんつゆ（3倍濃縮）	小さじ1

▼この料理の栄養価（1人分）

エネルギー	41kcal
塩分	0.5g
脂質	0.2g
コレステロール	0mg

作り方

❶ 長いもは細切りに、きゅうりは斜め薄切りにしてからせん切りにする。

❷ とろろ昆布を細かくほぐしてめんつゆと混ぜ、**1**を加えてあえる。

コレステロールを抑えるワザ **12**

長いもの消化酵素が活発にはたらく

長いもには、アミラーゼという消化酵素が豊富。これが一緒に食べた食品の栄養のはたらきを、積極的に促します。

"見える塩分"を減らす 調味料の賢い使い方

塩分には調味料などの"見える塩分"と、加工品に含まれる"見えない塩分"
があります。調味料からとる塩分は、工夫次第で大幅に減らすことができます。

1 調理に使う調味料は 計量する

目分量や味見の感覚で調味料を使っていると、必要以上の量をとっていることがよくあります。レシピどおりの分量を、計量スプーンなどで計量して使う習慣をつけましょう。いつもどのくらいの塩分をとっているのかを意識することが、減塩につながります。

2 天然のだしを使って 素材のうまみを生かす

みそ汁やスープなど、だしを使って調理をするものには、かつお節や昆布などから濃いめにとっただしを使いましょう。だしのうまみや香りがしっかりしていれば、塩やしょうゆを減らしてももの足りなさを感じません。市販の和風顆粒だしは塩分を含むため、天然だしのほうがおすすめです。

3 香辛料や酸味で 味に変化をつける

カレー粉やとうがらし、にんにく、しょうがなどといった香辛料、ゆずやレモンといった柑橘類や酢を料理に使うと、風味や香りがアクセントになり、調味料が少なくてもおいしく仕上がります。香辛料は、肉や魚の風味づけとして下味代わりに使っても。

[主な調味料の塩分量]

塩	少々（2本指でつまむ）	約0.5g
	ひとつまみ（3本指でつまむ）	約1g
しょうゆ	濃口・大さじ1杯	2.6g
	薄口・大さじ1杯	2.9g
みそ	だしみそ・大さじ1杯	2.1g
	赤みそ・大さじ1杯	2.3g
	白みそ・大さじ1杯	1.1g
	信州みそ・大さじ1杯	2.2g
ソース	ウスター・大さじ1杯	1.5g
	中濃・大さじ1杯	0.9g
トマトケチャップ	大さじ1杯	0.5g
マヨネーズ	大さじ1杯	0.2g
めんつゆ（3倍濃縮）	大さじ1杯	1.8g
ポン酢しょうゆ	大さじ1杯	1.4g

4 減塩調味料を使えば 量を減らさず減塩できる

最近では、しょうゆやみそなど、さまざまな減塩調味料が手に入るようになっています。味をほとんど変えずに、塩分を3割程度減らすことができるので、薄味に慣れない人、減塩が続かない人でも、無理なく減塩することができます。

[主な減塩タイプの調味料の塩分量]

減塩しょうゆ	濃口・大さじ1杯	1.5g
減塩みそ	大さじ1杯	1.9g

PART 3

一皿でバランスよく栄養がとれる

ごはんもの・麺・パンレシピ

ごはんものや麺などは、一皿で栄養がバランスよくとれ、手軽に作れます。
ごはん、パン、お好み焼き、中華麺、パスタなど、炭水化物とたんぱく質、
ビタミンやミネラルを一皿でとれる定番メニューを紹介しています。
1日にとれる適正エネルギー摂取量に合わせて、2段階から分量を選んでください。

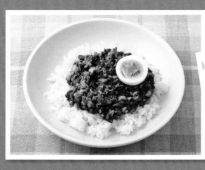

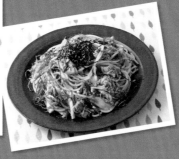

ほたてときのこのチーズリゾット

調理時間
20分

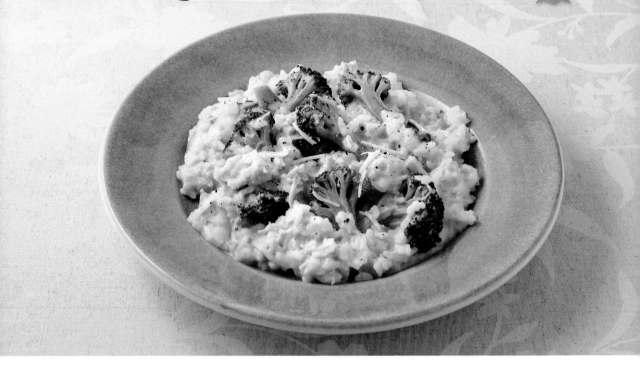

材料(2人分)

	1日の摂取カロリー 1200～ 1500kcalの人	1日の摂取カロリー 1600～ 1800kcalの人
ほたて貝柱水煮（缶）	1缶（80g）	1缶（80g）
エリンギ	大1本（80g）	大1本（80g）
えのきたけ	½袋（80g）	½袋（80g）
ブロッコリー	⅓株（80g）	⅓株（80g）
にんにく（みじん切り）	½かけ（5g）	½かけ（5g）
オリーブ油	小さじ2	小さじ2
牛乳（低脂肪）	1¼カップ	1½カップ
コンソメ（顆粒）	小さじ½	小さじ⅔
ごはん	260g	300g
粉チーズ	大さじ2	大さじ2

おすすめ献立例

ブロッコリーの
トマトマリネ

▶P92

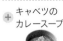

キャベツの
カレースープ

▶P132

●この料理の栄養価(1人分)

1日の摂取カロリー 1200～ 1500kcalの人		1日の摂取カロリー 1600～ 1800kcalの人	
エネルギー	399kcal	エネルギー	442kcal
塩分	1.3g	塩分	1.4g
脂質	8.3g	脂質	8.6g
コレステロール	38mg	コレステロール	40mg

作り方

1 エリンギは1cm角に切り、えのきたけは長さを3等分に切ってほぐす。ブロッコリーは小房に分ける。

2 鍋にオリーブ油とにんにくを入れて中火にかけ、香りが立ったら**1**のエリンギとえのきたけを入れて炒める。

3 牛乳と水¼カップ、コンソメ、ほたて貝柱水煮を缶汁ごと加える。煮立ったら、ごはんを加えて、時々かき混ぜながら約10分弱めの中火で煮る。**1**のブロッコリーを加えてひと煮し、塩、こしょう各少々（分量外）で味を調え、粉チーズを加えて混ぜる。器に盛り、好みで黒こしょうをふる。

高菜漬けの塩分を生かして減塩に

和風あんかけオムライス

調理時間 **30分**

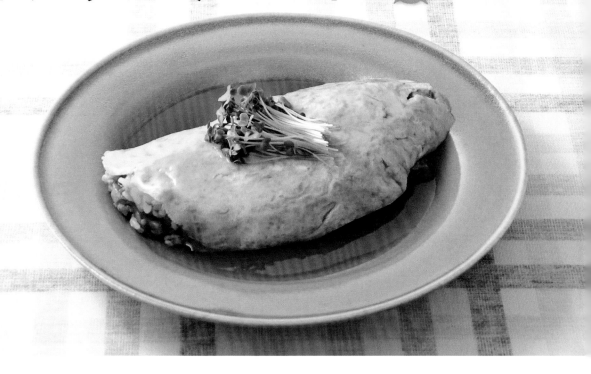

材料(2人分)

	1日の摂取カロリー 1200〜1500kcalの人	1日の摂取カロリー 1600〜1800kcalの人
ごはん	260g	300g
にんじん	¼本(50g)	¼本(50g)
高菜漬け	20g	20g
長ねぎ	¼本(15g)	¼本(15g)
しょうが(みじん切り)	1かけ(10g)	1かけ(10g)
鶏ひき肉	80g	100g
ごま油	小さじ1	大さじ½
卵	2個(100g)	2個(100g)
オリーブ油	小さじ2	小さじ2
A だし汁	½カップ	½カップ
↓ しょうゆ・みりん・酒	各小さじ1	各小さじ1

❤この料理の栄養価(1人分)

おすすめ献立例

➕ アボカド もずく酢

▶P106

1日の摂取カロリー 1200〜1500kcalの人	1日の摂取カロリー 1600〜1800kcalの人
エネルギー **429kcal**	エネルギー **486kcal**
塩分 **1.5g**	塩分 **1.5g**
脂質 **16.4g**	脂質 **18.7g**
コレステロール **217mg**	コレステロール **225mg**

作り方

❶ 長ねぎとにんじんは粗みじん切りにし、高菜漬けは粗く刻む。卵は溶いておく。

❷ フライパンにごま油を入れて中火で熱し、しょうがと**1**の長ねぎとにんじんを入れて炒める。香りが立ったら鶏ひき肉を加えて、鶏ひき肉がパラッとするまで炒める。高菜漬けとごはんを加えて炒め合わせ、塩、こしょう各少々（分量外）で味を調え、とり出す。

❸ フライパンをきれいにし、オリーブ油小さじ1を入れて中火で熱し、**1**の卵の半量を流し入れ、半熟状に固まってきたら**2**の半量をのせて、卵をたたんで包み、器に盛る。同様に残り1人分も作る。

❹ 小鍋に**A**を入れて中火にかける。煮立ったら水溶き片栗粉＊小さじ2（分量外）を加えてとろみをつけ、**3**にかける。最後にスプラウト適量（分量外）をのせる。

＊片栗粉：水＝1：1の割合で作る。

ケチャップを使い、塩分控えめに

目玉焼きのせチキンライス

調理時間 25分

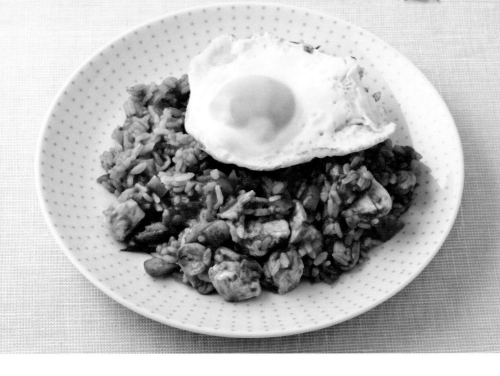

材料(2人分)

	1日の摂取カロリー 1200〜 1500kcalの人	1日の摂取カロリー 1600〜 1800kcalの人
鶏むね肉(皮なし)	110g	120g
玉ねぎ	小¼個(40g)	¼個(50g)
マッシュルーム	3個(30g)	3個(30g)
ピーマン	2個(80g)	2個(80g)
トマト	小1個(120g)	小1個(120g)
トマトケチャップ	大さじ2	大さじ2
コンソメ(顆粒)	小さじ½	小さじ½
塩・こしょう	各少々	各少々
ごはん	260g	300g
オリーブ油	小さじ2½	大さじ1
卵	2個(100g)	2個(100g)

▼この料理の栄養価(1人分)

	1日の摂取カロリー 1200〜 1500kcalの人	1日の摂取カロリー 1600〜 1800kcalの人
エネルギー	424kcal	471kcal
塩分	1.5g	1.5g
脂質	11.8g	13.0g
コレステロール	225mg	229mg

おすすめ献立例

+ キャベツの カレースープ
▶P132

作り方

① 鶏肉は1cm角に切り、玉ねぎはみじん切り、マッシュルームは薄切りにし、ピーマンは7〜8mm角に切る。トマトは1cm角程度のざく切りにする。

② フライパンにオリーブ油小さじ2*と玉ねぎを中火で炒め、透き通ってきたら鶏肉を加えて炒める。肉の色が変わったら、トマトを加えて、煮くずれるくらいまで炒める。

③ トマトケチャップ、コンソメ、マッシュルームを加えてさらに炒める。なじんだらごはんとピーマンを加えて炒め、全体に混ぜながら塩、こしょうで味を調え、器に盛る。

④ 別のフライパンにオリーブ油小さじ1を中火で熱し、卵を1個ずつ割り入れて目玉焼きを焼き、**3**の上にのせる。

＊1日の摂取カロリーが1200〜1500kcalの人は大さじ½。

豆乳とチーズのコクでおいしく食べられる

えびとブロッコリーの豆乳ドリア

調理時間 **30分**

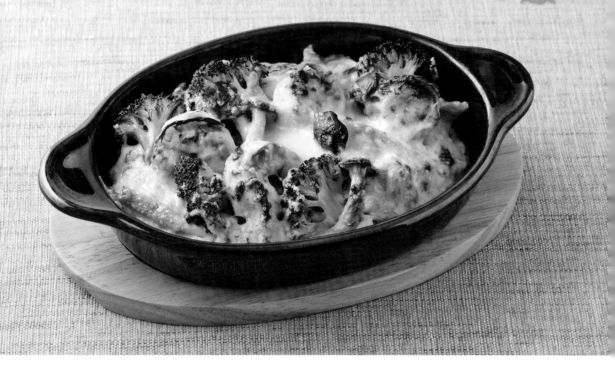

材料（2人分）

	1日の摂取カロリー 1200〜 1500kcalの人	1日の摂取カロリー 1600〜 1800kcalの人
えび（殻つき）	6尾（120g）	8尾（160g）
玉ねぎ	小¼個（40g）	小¼個（40g）
しめじ	½パック（50g）	½パック（50g）
ブロッコリー	⅓株（80g）	⅓株（80g）
コンソメ（顆粒）	小さじ⅔	小さじ1
小麦粉	大さじ1	大さじ1½
豆乳（無調整）	½カップ	¾カップ
オリーブ油	大さじ½	大さじ½
塩・こしょう	各少々	各少々
ピザ用チーズ	30g	30g
ごはん	260g	300g

▼この料理の栄養価（1人分）

	1日の摂取カロリー 1200〜 1500kcalの人	1日の摂取カロリー 1600〜 1800kcalの人
エネルギー	424kcal	473kcal
塩分	1.3g	1.5g
脂質	10.9g	11.1g
コレステロール	111mg	143mg

おすすめ献立例

+ れんこんの マーマレードなます

▶P101

作り方

① えびは殻をむいて背に切り込みを入れ、背ワタをとる。玉ねぎは薄切りにし、しめじは小房に分ける。ブロッコリーは小房に分けて、さらに半分に切り、さっとゆでて水けをきる。

② フライパンにオリーブ油を入れて中火で熱し、玉ねぎを入れて透き通るまで炒め、えびを並べ入れて両面を焼く。

③ 小麦粉をふり入れて、豆乳を少しずつ加えて溶きのばす。コンソメ、玉ねぎ、しめじを加えて、かき混ぜながら1〜2分煮て、塩、こしょうで味を調える。

④ グラタン皿にごはんを広げてのせ、**3**をかけて、ブロッコリーを散らし、ピザ用チーズをのせて、オーブントースターで10〜15分、チーズにこんがり焼き色がつくまで焼く。

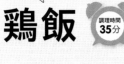

鶏肉、しょうが、ねぎのだし汁のやさしい味で風味豊かに

鶏飯 調理時間 35分

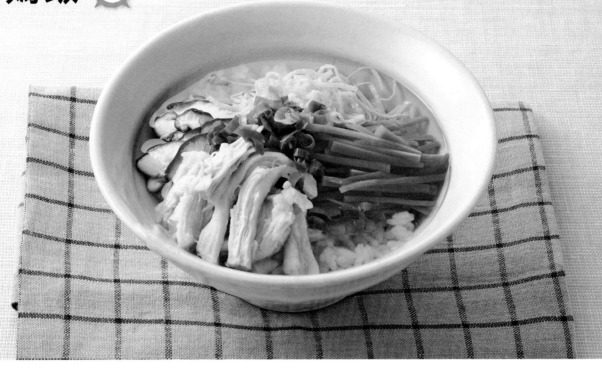

材料(2人分)

	1日の摂取カロリー 1200〜1500kcalの人	1日の摂取カロリー 1600〜1800kcalの人
鶏むね肉(皮なし)	½枚(190g)	½枚(190g)
酒	大さじ1	大さじ1
しょうが(薄切り)	2〜3枚	2〜3枚
長ねぎの青い部分	1本分	1本分
卵	1個(50g)	1個(50g)
みりん	小さじ½	小さじ½
ごま油	小さじ1	小さじ1
しいたけ	3枚(45g)	3枚(45g)
にんじん	⅕本(40g)	⅕本(40g)
ごはん	260g	300g
小ねぎ(小口切り)	2本	2本
塩	小さじ⅓	小さじ⅓
しょうゆ	小さじ½	小さじ½

おすすめ献立例

+ れんこんのみそあえ

▶P100

+ 長いもの とろろ昆布あえ

▶P107

▼**この料理の栄養価**(1人分)

1日の摂取カロリー 1200〜1500kcalの人		1日の摂取カロリー 1600〜1800kcalの人	
エネルギー	375kcal	エネルギー	406kcal
塩分	1.5g	塩分	1.5g
脂質	6.9g	脂質	6.9g
コレステロール	161mg	コレステロール	161mg

作り方

❶ 鶏肉を鍋に入れて酒をふりかけ、しょうが、ねぎを入れ、ひたひたになる程度の水を加え、中火にかける。煮立ったら弱火で4〜5分煮て火を止め、粗熱がとれるまでそのままおいておく。

❷ 卵は溶きほぐしてみりんと混ぜる。フライパンにごま油を薄くひき、中火で熱して卵を流し入れ、薄焼き卵を作る。粗熱がとれたら、せん切りにして錦糸卵を作る。

❸ しいたけは薄切りに、にんじんは4〜5cm長さのせん切りにする。耐熱皿にのせ、❶のゆで汁大さじ2をかける。ラップをかけて電子レンジ（600W）で1分30秒加熱する。

❹ ❶の鶏肉を手で細かく裂く。

❺ 器にごはんを盛り、❷、❸、❹を並べる。❶のゆで汁をこして塩、しょうゆで調味し、温めてかけ、小ねぎを散らす。

114

ナンプラーの香りでおいしく食べられる

ガパオ

調理時間 **20分**

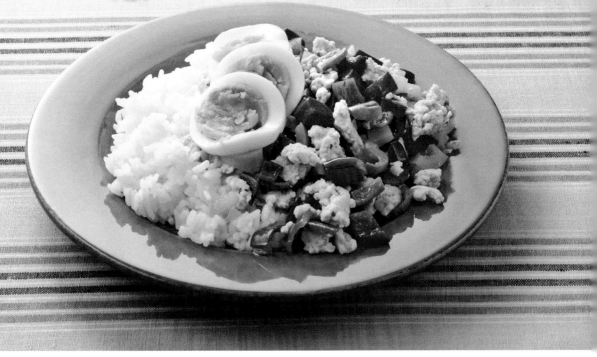

材料(2人分)

	1日の摂取カロリー 1200～ 1500kcalの人	1日の摂取カロリー 1600～ 1800kcalの人
鶏ひき肉	160g	180g
黄・赤パプリカ	各大⅓個(各60g)	各⅓個(各60g)
ピーマン	2個(80g)	2個(80g)
にんにく(みじん切り)	1かけ(10g)	1かけ(10g)
ごはん	260g	300g
ゆで卵	1個(50g)	1個(50g)
A 酒	大さじ1	大さじ1
ナンプラー	小さじ2	小さじ2
砂糖	小さじ1	小さじ1
乾燥バジル	小さじ½	小さじ½
オリーブ油	大さじ½	大さじ½

▼この料理の栄養価(1人分)

おすすめ献立例

れんこんと
＋ マッシュルームの
コンソメ煮

▶P100

1日の摂取カロリー 1200～ 1500kcalの人	1日の摂取カロリー 1600～ 1800kcalの人
エネルギー **436kcal**	エネルギー **484kcal**
塩分 **1.6g**	塩分 **1.6g**
脂質 **15.8g**	脂質 **17.0g**
コレステロール **157mg**	コレステロール **165mg**

作り方

❶ パプリカとピーマンはそれぞれ 7 ～ 8㎜角に切る。

❷ フライパンにオリーブ油とにんにくを入れて中火で熱し、鶏ひき肉をほぐしながら炒める。肉の色が変わってきたら、**1**のパプリカとピーマンを加えて炒め合わせる。**A**を加え、汁けがなくなるまで炒め合わせる。

❸ 器にごはんを盛り、**2**をのせて、ゆで卵を輪切りにして添える。

おすすめ食材 12

にんにくの香りが決め手

にんにくのにおいのもとのアリシン。これが分解されてできるジアリルジスルフィドは、肝臓でコレステロールを作る酵素のはたらきを阻害し、コレステロール値の上昇を抑えます。

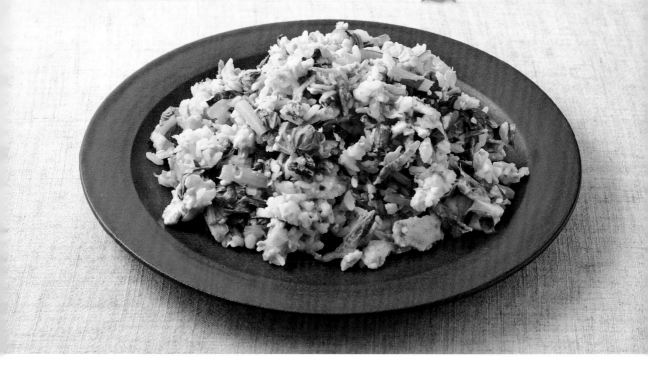

桜えびの香ばしさが味の決め手

小松菜豆腐チャーハン

調理時間 **15分**

材料（2人分）

	1日の摂取カロリー 1200〜1500kcalの人	1日の摂取カロリー 1600〜1800kcalの人
木綿豆腐	½丁（150g）	½丁（150g）
小松菜	½束（100g）	½束（100g）
長ねぎ	½本（30g）	½本（30g）
ごはん	260g	300g
卵	1個（50g）	2個（100g）
ごま油	大さじ1	大さじ1
桜えび	10g	10g
A しょうゆ	小さじ1	小さじ1
鶏ガラスープの素（顆粒）	小さじ½	小さじ½
塩・こしょう	各少々	各少々

▼この料理の栄養価（1人分）

1日の摂取カロリー 1200〜1500kcalの人		1日の摂取カロリー 1600〜1800kcalの人	
エネルギー	377kcal	エネルギー	443kcal
塩分	1.6g	塩分	1.6g
脂質	13.0g	脂質	15.6g
コレステロール	128mg	コレステロール	221mg

おすすめ献立例

れんこんの
みそあえ

▶P100

作り方

1 豆腐はペーパータオルに包み、電子レンジ（600W）で3分加熱して水けをきる。粗熱がとれたら、粗くほぐす。小松菜は2cm長さに切る。長ねぎはみじん切りにする。

2 卵を溶きほぐし、ごはんに加えてなじむようにさっくりと混ぜておく。

3 フライパンにごま油と桜えび、**1**の長ねぎを入れて弱めの中火にかけ、香りが立ったら小松菜と豆腐を加え、ほぐしながら炒める。**2**を加えてパラパラになるまでほぐしながら炒め、**A**を加え、手早く炒め合わせる。

おすすめ食材 13

小松菜の緑色に有効な成分が含まれる

小松菜には緑色の色素クロロフィルが多く、抗酸化作用が高いことがわかっています。また、血中脂質を正常にしたり、コレステロール値を下げる効果もあるといわれています。

ボリュームがあるのに、脂質はしっかり抑えめ

三色そぼろのおにぎらず

調理時間 **20分**

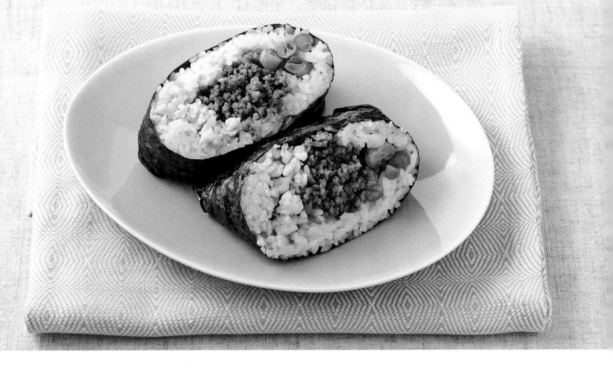

材料(2人分)

	1日の摂取カロリー 1200〜1500kcalの人	1日の摂取カロリー 1600〜1800kcalの人
卵	1個(50g)	1個(50g)
砂糖	小さじ1	小さじ1
塩	ひとつまみ	ひとつまみ
さやいんげん	2〜3本(20g)	3〜4本(40g)
鶏ひき肉	90g	100g
Aしょうゆ・みりん・酒	各大さじ1	各大さじ1
砂糖	大さじ½	大さじ½
のり	全形2枚(6g)	全形2枚(6g)
ごはん	300g	320g

おすすめ献立例

＋ ごぼうの トマトきんぴら

▶P90

＋ ツナのみぞれ汁

▶P138

▼この料理の栄養価(1人分)

1日の摂取カロリー 1200〜1500kcalの人		1日の摂取カロリー 1600〜1800kcalの人	
エネルギー	399kcal	エネルギー	423kcal
塩分	1.3g	塩分	1.3g
脂質	8.6g	脂質	9.2g
コレステロール	129mg	コレステロール	133mg

作り方

① 鍋に卵を溶きはぐし、砂糖、塩を混ぜて中火にかけ、菜箸3〜4本で手早くかき混ぜながら炒めて卵そぼろを作る。さやいんげんは1〜2分ゆでて、6〜7㎜幅に刻む。

② 鍋に鶏ひき肉を入れ、**A**を加えて中火にかけ、菜箸3〜4本を使ってほぐすように混ぜる。肉の色が変わったらふたをして2〜3分ほど煮て、汁けをとばすように煮詰めて鶏そぼろを作る。

③ ラップの上にのり1枚をおいてごはんの¼量を広げてのせ、その上に卵そぼろ、鶏そぼろ、いんげんの順にそれぞれ半量を並べてのせ、その上にごはんの¼量を広げてのせる。のりでラップごと包んで形を整え、半分に切る。もう1個同じものを作る。

高野豆腐入り深川丼風

調理時間 **30分**

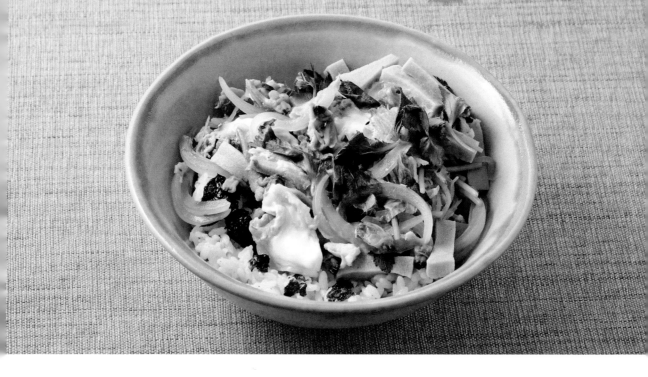

材料(2人分)

	1日の摂取カロリー 1200〜1500kcalの人	1日の摂取カロリー 1600〜1800kcalの人
高野豆腐	1枚(16.5g)	1枚(16.5g)
あさり(むきみ缶)	小⅔缶(60g)	小1缶(80g)
玉ねぎ	½個(90g)	½個(90g)
しょうが(せん切り)	½かけ(5g)	½かけ(5g)
A だし汁	1½カップ	1½カップ
みりん	小さじ2	小さじ2
しょうゆ	大さじ½	大さじ½
卵	2個(100g)	2個(100g)
三つ葉	½束(10g)	½束(10g)
ごはん	260g	300g
焼きのり	全形1枚(3g)	全形1枚(3g)

▼この料理の栄養価(1人分)

おすすめ献立例

+ こんにゃくの昆布じめ

▶P104

	1日の摂取カロリー 1200〜1500kcalの人	1日の摂取カロリー 1600〜1800kcalの人
エネルギー	383kcal	425kcal
塩分	1.3g	1.4g
脂質	9.1g	9.3g
コレステロール	212mg	221mg

作り方

① 高野豆腐はひたひたのぬるま湯に5分ほどつけて戻し、手ではさんで水けをしぼる。厚みを半分に切って、縦半分に切り、5mm厚さの薄切りにする。玉ねぎは薄切りにする。

② 鍋に**1**としょうが、あさり、**A**を入れ、弱めの中火で10〜15分煮る。

③ 溶き卵を回し入れ、半熟状に固まってきたら、刻んだ三つ葉を散らしてひと煮立ちさせる。

④ 器にごはんを盛り、その上にちぎったのりをのせて、**3**をかける。

おすすめ食材14

高野豆腐は健康効果が期待できる食材

高野豆腐はコレステロール値を低下させるはたらきがあるため、肉の代わりに積極的に使いたい食材です。

あじと豆腐のなめろう丼

調理時間 **20分**

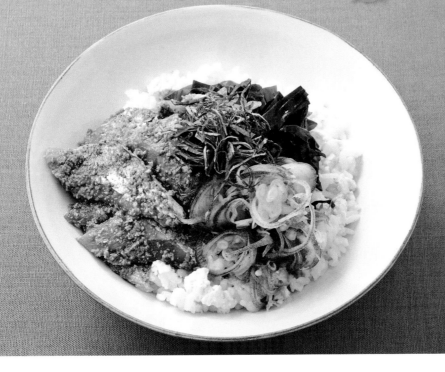

材料(2人分)

	1日の摂取カロリー 1200～1500kcalの人	1日の摂取カロリー 1600～1800kcalの人
あじ(刺身用)	2尾分(180g)	2尾分(200g)
木綿豆腐	⅓丁(100g)	⅓丁(100g)
わかめ(塩蔵)	50g	50g
青じそ	6枚(6g)	6枚(6g)
みょうが	2個(30g)	2個(30g)
ごはん	260g	300g
A すり白ごま	大さじ2	大さじ2
しょうゆ	小さじ2	大さじ1弱(15g)
みりん	小さじ1	大さじ½
おろししょうが	小さじ1	小さじ1
ごま油	小さじ½	小さじ½

●この料理の栄養価(1人分)

1日の摂取カロリー 1200～1500kcalの人	1日の摂取カロリー 1600～1800kcalの人
エネルギー 400kcal	エネルギー 447kcal
塩分 1.3g	塩分 1.6g
脂質 10.9g	脂質 11.4g
コレステロール 51mg	コレステロール 56mg

おすすめ献立例

+ ごぼうのトマトきんぴら

▶P90

作り方

❶ あじは三枚におろして腹骨をすきとり、皮を除いて、ひと口大のそぎ切りにする(刺身用のサクからそぎ切りにしてもよい)。ボウルに **A** を入れ、あじを入れてからめる。わかめはよく水洗いし、水けをしぼってひと口大に切る。

❷ 豆腐はペーパータオルに包んで耐熱皿にのせ、電子レンジ(600W)で2分加熱して水けをきる。温かいうちに細かくくずして、温かいごはんと混ぜて器に盛る。

❸ 2に1をのせ、せん切りにした青じそと小口切りにしたみょうがをのせる。

カロリーオフのヒケツ 4

ごはんに豆腐を混ぜる

丼ものは、ごはんに豆腐を混ぜることで、ボリューム感を出しつつ、カロリーを減らすことができます。

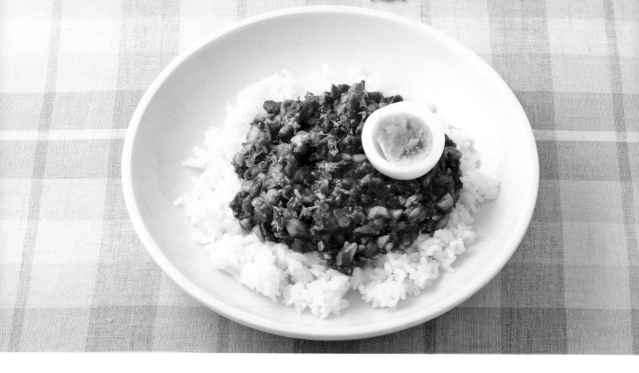

肉の代わりに大豆をたっぷり使った

大豆のキーマカレー

調理時間 **30分**

材料(2人分)

材料	1日の摂取カロリー 1200～1500kcalの人	1日の摂取カロリー 1600～1800kcalの人
大豆水煮	140g	180g
しいたけ	2枚(30g)	2枚(30g)
玉ねぎ	¼個(50g)	⅓個(60g)
おろししょうが	小さじ1	小さじ1
にんにく(みじん切り)	1かけ(10g)	1かけ(10g)
オリーブ油	大さじ½	小さじ2
カレー粉	大さじ1½	大さじ1½
ごはん	260g	300g
A トマト水煮(缶)	180g	½缶(200g)
ウスターソース・トマトケチャップ	各小さじ2	各大さじ1
はちみつ	小さじ1	小さじ1
コンソメ(顆粒)	小さじ⅔	小さじ⅔
ゆで卵	1個(50g)	1個(50g)
パセリ(みじん切り)	適量	適量

作り方

① 大豆は粗く刻み、しいたけ、玉ねぎはそれぞれみじん切りにする。

② フライパンにオリーブ油、おろししょうが、**1**の玉ねぎとにんにくを入れて中火にかけ、しんなりするまで炒める。

③ **1**の大豆としいたけ、カレー粉を入れてほぐしながら炒め、なじんだら **A** を加えて、水けがなくなるまで混ぜながら煮詰める。

④ 器にごはんを盛り、**3**をかけて、半分に切ったゆで卵をのせ、パセリを散らす。

おすすめ献立例

＋ レタスとミニトマトのコンソメスープ

▶P133

▼この料理の栄養価(1人分)

1日の摂取カロリー 1200～1500kcalの人		1日の摂取カロリー 1600～1800kcalの人	
エネルギー	410kcal	エネルギー	472kcal
塩分	1.4g	塩分	1.7g
脂質	9.7g	脂質	11.5g
コレステロール	1mg	コレステロール	1mg

具材をたくさんはさんで、食べごたえ満点！

ボリューミーサンドイッチ

調理時間 **20分**

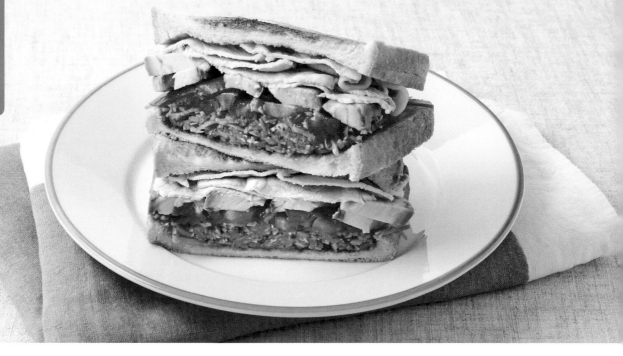

材料(2人分)

	1日の摂取カロリー 1200〜1500kcalの人	1日の摂取カロリー 1600〜1800kcalの人
食パン(8枚切り)	4枚(180g)	4枚(180g)
にんじん	½本(80g)	½本(80g)
豚もも薄切り肉(しゃぶしゃぶ用)	120g	140g
アボカド	½個(70g)	大½個(80g)
トマト	大½個(80g)	大½個(80g)
A 粒マスタード	大さじ½	大さじ½
はちみつ	小さじ1	小さじ1
塩	少々	少々

作り方

❶ 食パンは、オーブントースターで薄く焼き色がつく程度まで2〜3分焼く。

❷ にんじんはせん切りにしてボウルに入れ、Aを加えてよくもみ込み、味をなじませる。豚肉は80℃の湯で1枚ずつゆでて水けをきる。アボカドは薄切りにする。トマトは薄い半月切りにし、ペーパータオルの上にのせて汁けをきっておく。

❸ パン2枚の上に❷を等分にのせ、残りのパンをのせてはさむ。ラップで包んで安定させ、半分に切る。

おすすめ献立例

れんこんと
＋ マッシュルームの
コンソメ煮

▶P100

▼この料理の栄養価(1人分)

1日の摂取カロリー 1200〜1500kcalの人		1日の摂取カロリー 1600〜1800kcalの人	
エネルギー	451kcal	エネルギー	461kcal
塩分	1.6g	塩分	1.7g
脂質	16.8g	脂質	18.9g
コレステロール	40mg	コレステロール	47mg

コレステロールを抑えるワザ 13

アボカドはLDLコレステロールを減らす

アボカドは「森のバター」といわれるほど脂肪分が豊富で、その80％が不飽和脂肪酸です。これが悪玉のLDLコレステロールを減らし、動脈硬化を予防します。

食パンキッシュ

調理時間 **20分**

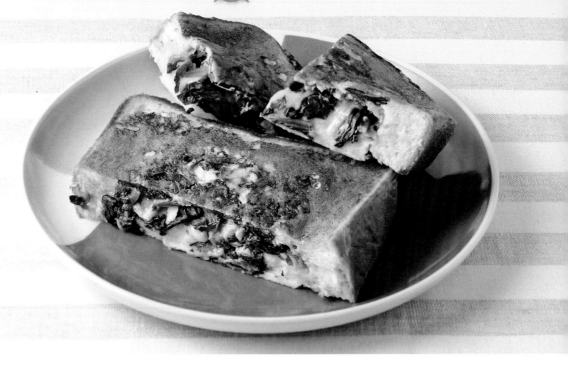

材料(2人分)

材料(2人分)	1日の摂取カロリー 1200～ 1500kcalの人	1日の摂取カロリー 1600～ 1800kcalの人
食パン(5枚切り)	2枚(180g)	2枚(180g)
ほうれん草	½束(100g)	½束(100g)
ツナ水煮(缶)	小1缶(80g)	小1缶(80g)
卵	2個(100g)	2個(100g)
牛乳	大さじ3	¼カップ
ピザ用チーズ	20g	30g
オリーブ油	大さじ½	小さじ2
塩・こしょう	各少々	各少々

おすすめ献立例

パプリカの
+ カッテージ
チーズあえ

▶P102

▼この料理の栄養価(1人分)

	1日の摂取カロリー 1200～ 1500kcalの人	1日の摂取カロリー 1600～ 1800kcalの人
エネルギー	433kcal	461kcal
塩分	1.6g	1.7g
脂質	16.6g	19.3g
コレステロール	212mg	217mg

作り方

① 食パンは耳から1㎝くらいの内側を四角く切り抜く。切り抜いたほうは麺棒などで軽くつぶしておく。

② ほうれん草はさっとゆでて、2～3㎝長さに切って水けをしぼる。ツナは、缶汁をきる。

③ ボウルに卵を割りほぐし、牛乳とピザ用チーズと**2**を加えて混ぜ、塩、こしょうで味を調える。

④ フライパンにオリーブ油を入れて熱し、**1**のパンの耳をのせて、**3**をそっと流し入れる。**1**の切り抜いたパンを手で押さえるようにしてのせ、そのまま弱火で3～4分焼く。はみ出た部分をヘラなどで中に戻すようにし、裏返してさらに1～2分焼く。

絹ごし豆腐を使い、かさ増し&なめらかに

豆腐とキャベツのお好み焼き

調理時間 **20分**

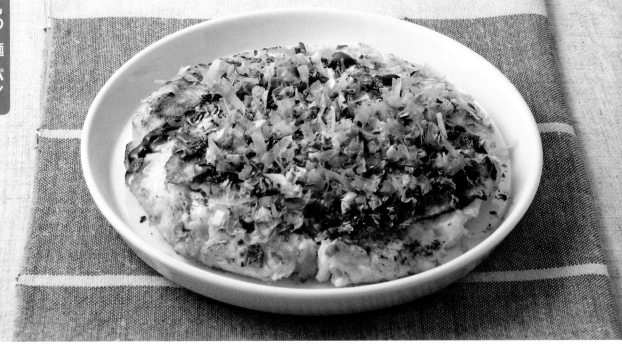

材料(2人分)

	1日の摂取カロリー 1200〜1500kcalの人	1日の摂取カロリー 1600〜1800kcalの人
キャベツ	大3枚(180g)	4枚(200g)
絹ごし豆腐	大⅓丁(120g)	½丁(150g)
卵	1個(50g)	1個(50g)
豚ロース肉(しゃぶしゃぶ用)	50g	60g
薄力粉	100g	120g
だし汁	¼カップ	¼カップ
桜えび	10g	10g
ごま油	小さじ2	小さじ2
お好み焼きソース	大さじ1½	大さじ1½
かつお節	1袋(4g)	1袋(4g)

おすすめ献立例

+ こんにゃくの高菜炒め

▶P105

+ きゅうりとキムチのスープ

▶P135

▼この料理の栄養価(1人分)

1日の摂取カロリー 1200〜1500kcalの人		1日の摂取カロリー 1600〜1800kcalの人	
エネルギー	412kcal	エネルギー	472kcal
塩分	1.2g	塩分	1.2g
脂質	15.6g	脂質	17.4g
コレステロール	146mg	コレステロール	149mg

作り方

❶ キャベツは粗いみじん切りにする。

❷ ボウルに豆腐を入れて泡立て器でなめらかになるまで混ぜ、溶き卵を加えてさらに混ぜる。薄力粉、だし汁、❶、桜えびを加えて、さっくりと混ぜ合わせる。

❸ フライパンにごま油小さじ1を入れて熱し、豚肉の半量を広げて並べ、❷の半量を上に流し入れて形を整えながら焼く。

❹ 豚肉に焼き色がついたら、上下を返して焼き色がつくまで焼き、器に盛る。残りも同様に焼く。ソースを表面に塗り、かつお節を散らして青のり少々(分量外)をふる。

豚野菜みそラーメン

調理時間 **30分**

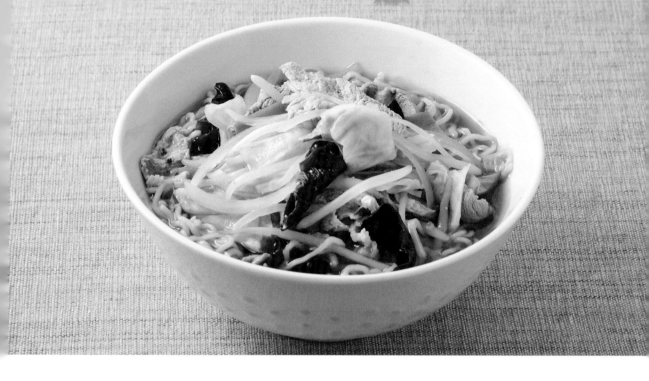

材料(2人分)

材料	1日の摂取カロリー 1200〜1500kcalの人	1日の摂取カロリー 1600〜1800kcalの人
中華生麺	1½玉(150g)	2玉(200g)
玉ねぎ	⅓個(60g)	⅓個(60g)
にんじん	⅕本(40g)	⅕本(40g)
キャベツ	2枚(100g)	2枚(100g)
きくらげ(乾燥)	3g	3g
豚赤身こま切れ肉	140g	120g
水	2カップ	2カップ
もやし	½袋(100g)	½袋(100g)
Aみそ	大さじ1	大さじ1
しょうゆ・みりん	各小さじ2	各小さじ2
鶏ガラスープの素(顆粒)	小さじ1	小さじ1
おろしにんにく	小さじ1	小さじ1

作り方

① 玉ねぎは薄切りにし、にんじんは3cm長さの短冊切りにする。キャベツはひと口大のざく切りにし、きくらげは水で戻して、食べやすい大きさにちぎる。

② 鍋に湯を沸かし、中華麺を袋の表示どおりの時間でゆで、しっかりと水けをきる。

③ 鍋に水と**A**を入れて中火にかけ、煮立ったら、豚肉を入れてほぐしながら煮てアクをとる。**1**ともやしを加えて、野菜に火が通るまで3〜4分煮る。**2**の中華麺を入れ、温めて器に盛る。

おすすめ献立例

+ オレンジゼリー

▶P143

▼この料理の栄養価(1人分)

1日の摂取カロリー 1200〜1500kcalの人	1日の摂取カロリー 1600〜1800kcalの人
エネルギー 369kcal	エネルギー 414kcal
塩分 1.4g	塩分 1.4g
脂質 8.5g	脂質 7.8g
コレステロール 48mg	コレステロール 41mg

低脂肪乳を使って、脂質を抑える

さけのクリームパスタ

調理時間 **20分**

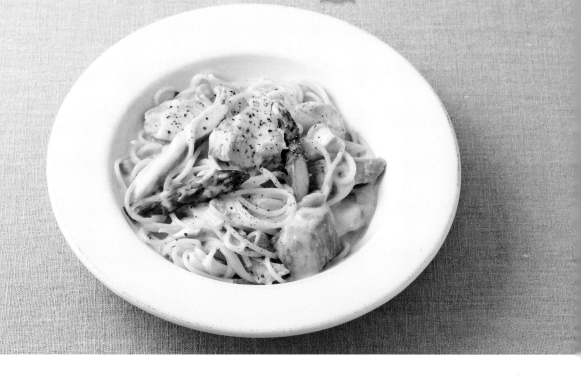

材料(2人分)

	1日の摂取カロリー 1200～1500kcalの人	1日の摂取カロリー 1600～1800kcalの人
スパゲッティ	120g	140g
生さけ	2切れ(160g)	2切れ(180g)
グリーンアスパラガス	4本(60g)	4本(60g)
オリーブ油	大さじ½	大さじ½
コーンクリーム(缶)	小½缶(80g)	½缶(100g)
牛乳(低脂肪)	⅔カップ	¾カップ
コンソメ(顆粒)	小さじ½	小さじ½
粗びき黒こしょう	適量	適量

おすすめ献立例

ブロッコリーの
トマトマリネ

▶P92

●この料理の栄養価(1人分)

1日の摂取カロリー 1200～1500kcalの人		1日の摂取カロリー 1600～1800kcalの人	
エネルギー	405kcal	エネルギー	462kcal
塩分	1.5g	塩分	1.6g
脂質	8.4g	脂質	9.1g
コレステロール	52mg	コレステロール	58mg

作り方

❶ 鍋に湯を沸かし、水の量の1％の塩(分量外)を加え、スパゲッティを袋の表示時間を目安にゆでる。

❷ さけは、皮と骨を除いてひと口大のそぎ切りにする。アスパラガスは下半分をピーラーでむき、斜めに3～4等分に切る。

❸ フライパンにオリーブ油を入れて中火で熱し、❷のさけを並べ入れて強めの中火で両面を焼き、一度とり出す。

❹ 同じフライパンにコーンクリームと牛乳、コンソメを入れて中火で煮立てる。アスパラガスを加え、さけを戻し入れて中火で2～3分煮る。

❺ ❶のスパゲッティの水けをきり、❹に加えてさっと混ぜて器に盛り、粗びき黒こしょうをふる。

たっぷりツナのコクときのこのうまみで大満足の味

和風きのこスパゲッティ

調理時間 **15分**

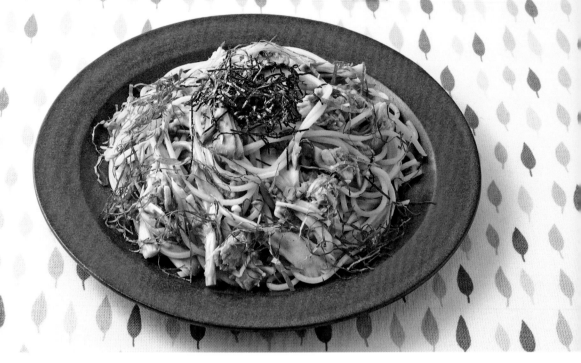

材料(2人分)

	1日の摂取カロリー 1200〜1500kcalの人	1日の摂取カロリー 1600〜1800kcalの人
スパゲッティ	120g	140g
えのきたけ	1袋(120g)	1袋(120g)
まいたけ	1パック(100g)	1パック(100g)
しいたけ	2枚(30g)	2枚(30g)
ツナ水煮(缶)	小1缶(70g)	小1缶(70g)
ツナ油漬け(缶)	小1缶(70g)	小1缶(70g)
青じそ	4枚(4g)	4枚(4g)
刻みのり	適量	適量
ごま油	大さじ½	大さじ1
A だし汁	大さじ2	大さじ2
┗ しょうゆ・みりん・酒	各小さじ1	各小さじ1

❤この料理の栄養価(1人分)

1日の摂取カロリー 1200〜1500kcalの人		1日の摂取カロリー 1600〜1800kcalの人	
エネルギー	402kcal	エネルギー	464kcal
塩分	1.5g	塩分	1.6g
脂質	12.4g	脂質	15.6g
コレステロール	24mg	コレステロール	24mg

おすすめ献立例

＋ アボカドとほうれん草のしらすあえ

▶P106

作り方

❶ 鍋に湯を沸かし、水の量の1％の塩（分量外）を加え、スパゲッティを袋の表示時間を目安にゆでる。

❷ えのきたけは長さを半分に切ってほぐし、まいたけは小房に分け、しいたけは石づきをとって薄切りにする。

❸ フライパンにごま油を入れて中火で熱し、❷を入れて炒める。しんなりしてきたら、ツナ水煮とツナ油漬けを缶汁ごと加え、Aも入れてひと煮する。

❹ ゆで上がったスパゲッティの水けをきって❸に加えて、強火でからめ、器に盛る。せん切りにした青じそを散らし、刻みのりをのせる。

すだちの香りをきかせて減塩

豚しゃぶそば

調理時間 **20分**

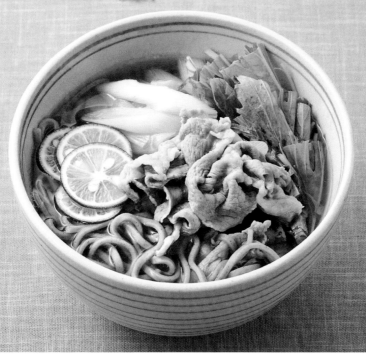

材料(2人分)	1日の摂取カロリー 1200〜1500kcalの人	1日の摂取カロリー 1600〜1800kcalの人
そば(乾麺)	120g	150g
豚もも薄切り肉(しゃぶしゃぶ用)	140g	160g
水菜	2株(70g)	2株(70g)
長ねぎ	大1本(80g)	大1本(80g)
すだち	1個(10g)	1個(10g)
Aだし汁	3カップ	3カップ
みりん	小さじ4	小さじ4
しょうゆ	大さじ2	大さじ2
ごま油	少々	少々

作り方

1 水菜は4〜5cm長さに切る。長ねぎは斜め切りにする。すだちは薄い輪切りにする。

2 そばは、たっぷりの湯で袋の表示時間どおりにゆでる。ゆであがったら湯をきり、流水の下でもむようにして洗い、ぬめりをとって水けをきる。

3 鍋に**A**、**1**の長ねぎを入れて中火にかけ、煮立ったら、豚肉を1枚ずつ広げて加え、火を通す。アクをとり、そばと水菜を加えてひと煮し、器に盛る。すだちをのせ、ごま油をたらす。

おすすめ献立例

+ ごぼうのトマトきんぴら

▶P90

▼この料理の栄養価(1人分)

	1日の摂取カロリー 1200〜1500kcalの人	1日の摂取カロリー 1600〜1800kcalの人
エネルギー	391kcal	459kcal
塩分	1.4g	1.5g
脂質	9.7g	11.1g
コレステロール	48mg	54mg

おいしい減塩のポイント 7

すだちなど柑橘系の香りをきかせる

レモンやゆず、すだちなど、柑橘系のさわやかな香りや酸味をきかせることで、減塩しても、もの足りなさを感じにくくなります。

とろみをつけて、味を閉じ込める

かきたまそば

調理時間 **20分**

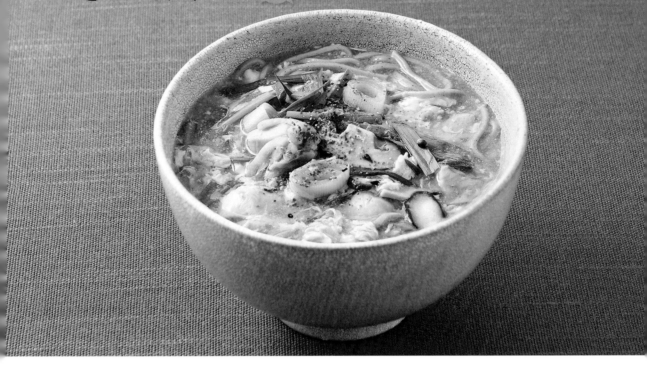

材料(2人分)	1日の摂取カロリー 1200〜 1500kcalの人	1日の摂取カロリー 1600〜 1800kcalの人
そば(乾麺)	120g	150g
鶏もも肉(皮なし)	80g	100g
卵	2個(100g)	2個(100g)
にら	½束(50g)	½束(50g)
しいたけ	2枚(30g)	2枚(30g)
長ねぎ	½本(30g)	½本(30g)
Aだし汁	3カップ	3カップ
↓ しょうゆ・みりん	各大さじ1½	各大さじ1½
水溶き片栗粉*	大さじ2	大さじ2
七味とうがらし	適宜	適宜

＊片栗粉：水＝1：1の割合で作る。

▼この料理の栄養価(1人分)

おすすめ献立例

＋ いもようかん

▶P144

1日の摂取カロリー 1200〜 1500kcalの人	1日の摂取カロリー 1600〜 1800kcalの人
エネルギー **407kcal**	エネルギー **477kcal**
塩分 **1.5g**	塩分 **1.6g**
脂質 **12.3g**	脂質 **14.1g**
コレステロール **221mg**	コレステロール **230mg**

作り方

1 そばは袋の表示どおりにゆでて、冷水で洗ってぬめりをとって水けをきる。

2 鶏肉は1cm角に切り、にらは3cm長さに切る。長ねぎは小口切りに、しいたけは石づきをとって薄切りにする。

3 鍋にA、2の鶏肉を入れて中火にかけ、沸騰したら2〜3分煮る。水溶き片栗粉でとろみをつけ、そば、にら、しいたけを加えてひと煮立ちさせる。

4 溶き卵を3に回し入れて、半熟状になったら火を止める。器に盛り、長ねぎをのせて、好みで七味とうがらしをふる。

おいしい減塩のポイント **8**

とろみをつけると味が濃く感じられる

そばの汁に水溶き片栗粉を使ってとろみをつけると、塩分が強く感じられます。麺にも味がからみやすくなり、減塩が気になりません。

そうめんはゆでて水洗いすることで塩分を落とす

たらのフォー風そうめん

調理時間 20分

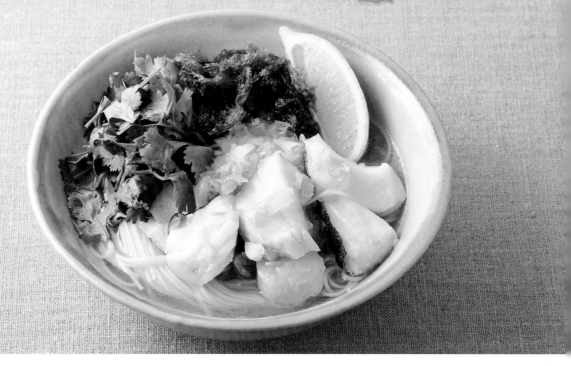

材料（2人分）

	1日の摂取カロリー 1200〜1500kcalの人	1日の摂取カロリー 1600〜1800kcalの人
そうめん	120g	150g
生たら	2切れ（200g）	2切れ（200g）
あおさ（乾燥）	6g	6g
長ねぎ	⅓本（20g）	⅓本（20g）
にんにく（みじん切り）	1かけ（10g）	1かけ（10g）
ごま油	小さじ4	小さじ4
A 水	3カップ	3カップ
ナンプラー	小さじ2	小さじ2
鶏ガラスープの素（顆粒）	小さじ½	小さじ½
砂糖	小さじ½	小さじ½
パクチー（香菜）	1束（20g）	1束（20g）

おすすめ献立例

れんこんの
ソース炒め

▶P101

●この料理の栄養価（1人分）

1日の摂取カロリー 1200〜1500kcalの人	1日の摂取カロリー 1600〜1800kcalの人
エネルギー 370kcal	エネルギー 421kcal
塩分 1.5g	塩分 1.6g
脂質 9.1g	脂質 9.2g
コレステロール 59mg	コレステロール 59mg

作り方

❶ たらはペーパータオルにはさんで余分な水けをとり、ひと口大のそぎ切りにする。あおさはさっと洗ってから水につけて戻し、水けをきっておく。長ねぎはみじん切りにする。

❷ 鍋に湯を沸かし、そうめんを袋の表示時間どおりにゆでる。冷水にとって洗い、ざるにあげて水けをきる。

❸ 別の鍋にごま油と1の長ねぎ、にんにくを入れて中火で炒める。香りが立ったら、たらを並べ入れてさっと焼く。

❹ 3にAを加え、煮立ったら、2のそうめんを加えて温め、器に盛る。刻んだパクチーとあおさをのせ、レモン適量（分量外）を添える。

カレー味は減塩でもおいしく食べられる

カレービーフン

調理時間 25分

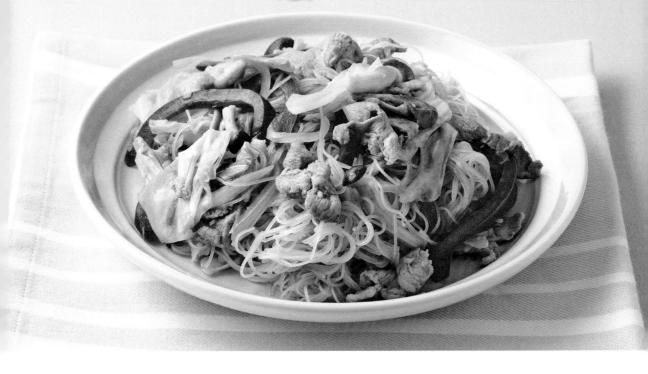

材料(2人分)

	1日の摂取カロリー 1200〜1500kcalの人	1日の摂取カロリー 1600〜1800kcalの人
ビーフン	110g	120g
豚赤身こま切れ肉	160g	180g
キャベツ	大2枚(120g)	大2枚(120g)
玉ねぎ	¼個(50g)	¼個(50g)
しめじ	½パック(50g)	½パック(50g)
赤パプリカ	¼個(40g)	¼個(40g)
ごま油	小さじ2	大さじ1
しょうが(みじん切り)	1かけ(10g)	1かけ(10g)
カレー粉	小さじ1	小さじ1
A 水	¼カップ	¼カップ
酒	大さじ1	大さじ1
鶏ガラスープの素(顆粒)	小さじ1	小さじ1
しょうゆ	小さじ1	小さじ1

作り方

❶ ビーフンは熱湯に2〜3分つけて戻し、水けをきる。豚肉は大きければ半分に切る。キャベツはひと口大のざく切り、玉ねぎは薄切りにし、しめじは小房にほぐし、パプリカは薄切りにする。

❷ フライパンにごま油としょうがを入れて中火にかけ、香りが立ったら❶の豚肉を入れて色が変わるまで炒める。

❸ カレー粉、玉ねぎ、キャベツを入れ、しんなりするまで炒める。ビーフン、A、しめじ、パプリカを加えて汁けがなくなるまで炒める。

おすすめ献立例

➕ じゃがいもの きのこサラダ

▶P94

●この料理の栄養価(1人分)

1日の摂取カロリー 1200〜1500kcalの人		1日の摂取カロリー 1600〜1800kcalの人	
エネルギー	396kcal	エネルギー	445kcal
塩分	1.5g	塩分	1.5g
脂質	10.2g	脂質	12.9g
コレステロール	54mg	コレステロール	60mg

PART 4

みそ汁、すまし汁から洋風のスープまで。減塩でもおいしい！

汁ものレシピ

和洋中の汁ものレシピを紹介します。
エネルギーは51kcal以下、塩分は0.8g以下の具だくさんレシピばかりで、
どんな献立にも合わせられます。
だしや食材の風味を生かして、減塩でもしっかりした味わいです。

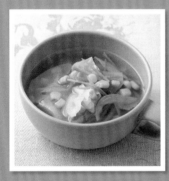
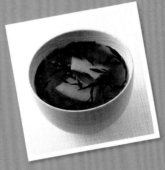

キャベツのカレースープ

調理時間 10分

材料(2人分)

キャベツ	1枚(60g)
玉ねぎ	1/6個(30g)
にんじん	1/9本(20g)
カレー粉	小さじ1/2
コンソメ(顆粒)	小さじ1/2
オリーブ油	小さじ1
ホールコーン	大さじ1
水	1 1/2カップ

▼この料理の栄養価(1人分)

エネルギー	40kcal
塩分	0.6g
脂質	2.2g
コレステロール	0mg

作り方

1 キャベツはざく切りに、玉ねぎは薄切りに、にんじんはせん切りにする。

2 鍋にオリーブ油を中火で熱し、**1**の玉ねぎとにんじんを入れて炒め、しんなりとしたらカレー粉を加える。

3 水とコンソメを入れて煮立て、キャベツとコーンを加えてひと煮して火を止める。

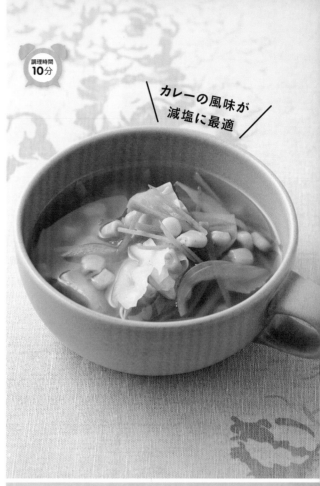

カレーの風味が減塩に最適

水菜と桜えびのスープ

調理時間 5分

材料(2人分)

水菜	1株(40g)
長ねぎ	1/2本(30g)
桜えび	6g
酒	小さじ1
しょうゆ	小さじ1
水	1 1/2カップ
ごま油	小さじ1

▼この料理の栄養価(1人分)

エネルギー	41kcal
塩分	0.6g
脂質	2.2g
コレステロール	22mg

作り方

1 水菜は3～4cm長さに切る。長ねぎは縦半分に切ってから、斜め薄切りにする。

2 鍋にごま油と桜えびを入れて中火でいり、香りが立ったら**1**のねぎを加えてさっと炒め、酒と水を入れて煮立てる。水菜としょうゆを加えてひと煮する。

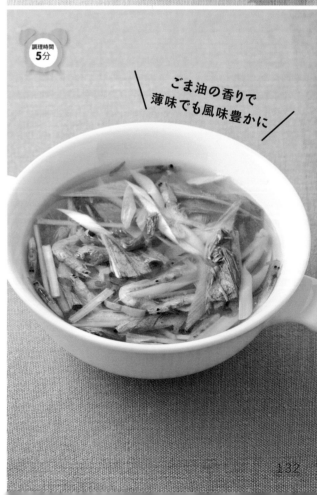

ごま油の香りで薄味でも風味豊かに

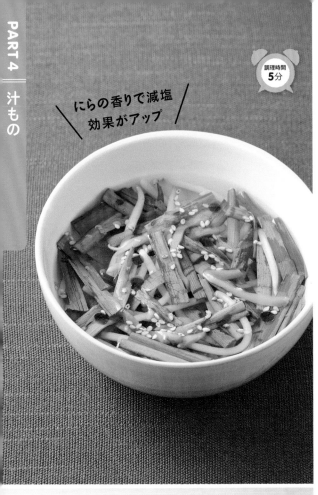

にらの香りで減塩
効果がアップ

調理時間
5分

もやしとにらの
ザーサイスープ

材料(2人分)

ザーサイ（味つき）	8g
もやし	⅓袋（80g）
にら	⅙束（15g）
酢	小さじ½
いり白ごま	小さじ1
ラー油	小さじ⅓
水	1½カップ

▼この料理の
栄養価（1人分）

エネルギー	21kcal
塩分	0.6g
脂質	1.2g
コレステロール	0mg

作り方

① にらは食べやすい長さに切る。

② 鍋に水と細切りにしたザーサイを入れて
強火にかけ、煮立ったら、もやしを加えて1
～2分煮る。

③ 1のにらを加えてさっと煮たら、酢を回
し入れる。ごまを手でひねって加え、器に盛
り、ラー油をたらす。

オリーブ油の香りと
ミニトマトの酸味でいただく

調理時間
5分

レタスとミニトマトの
コンソメスープ

材料(2人分)

ミニトマト	4個（48g）
レタス	2枚（30g）
コンソメ（顆粒）	小さじ½
こしょう	少々
オリーブ油	小さじ½
水	1½カップ

▼この料理の
栄養価（1人分）

エネルギー	20kcal
塩分	0.6g
脂質	1.1g
コレステロール	0mg

作り方

① ミニトマトは4等分のくし形に切る。

② 鍋に水とコンソメを入れて強火で煮立て
る。ひと口大にちぎったレタスを加えてしん
なりとしたら、1を加えてこしょうをふり、
火を止める。器に盛り、オリーブ油をたらす。

トマトと卵の
チーズスープ

材料(2人分)

トマト	小1個(120g)
卵	½個(25g)
粉チーズ	大さじ1
コンソメ(顆粒)	小さじ⅓
水	1½カップ
パセリ(みじん切り)	適量

▼この料理の栄養価(1人分)

エネルギー	45kcal
塩分	0.5g
脂質	2.3g
コレステロール	49mg

作り方

1 トマトはひと口大の乱切りにする。

2 卵は溶きほぐし、粉チーズを混ぜておく。

3 鍋に水とコンソメを入れて強火にかけ、煮立ったらトマトを加える。再度煮立ったら、**2**を回し入れて、卵がふわっと浮いてきたら火を止める。器に盛り、パセリを散らす。

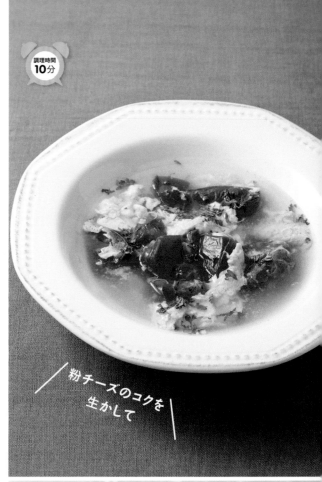

調理時間 10分

粉チーズのコクを生かして

きのこのミルクスープ

材料(2人分)

えのきたけ	⅓袋(60g)
しいたけ	2枚(30g)
牛乳(低脂肪)	½カップ
おろしにんにく	小さじ½
コンソメ(顆粒)	小さじ½
こしょう	少々
水	1カップ
イタリアンパセリ	適量

▼この料理の栄養価(1人分)

エネルギー	51kcal
塩分	0.6g
脂質	2.1g
コレステロール	6mg

作り方

1 えのきたけは長さを3等分に切ってほぐす。しいたけは石づきをとり、薄切りにする。

2 鍋に水とおろしにんにく、コンソメを入れて中火にかけ、煮立ったら**1**を加えて1～2分煮る。

3 牛乳を加えて温め、こしょうをふる。器に盛り、イタリアンパセリをのせる。

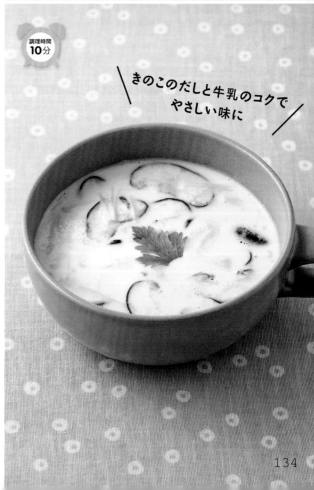

調理時間 10分

きのこのだしと牛乳のコクでやさしい味に

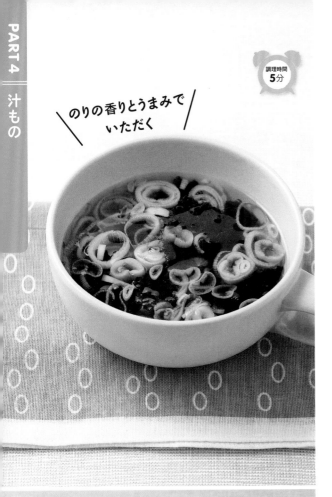

のりの香りとうまみで
いただく

調理時間
5分

のりスープ

材料(2人分)

長ねぎ	½本(30g)
焼きのり	全形1枚(3g)
だし汁	1½カップ
しょうゆ	小さじ½

▼この料理の
栄養価(1人分)

エネルギー	14kcal
塩分	0.5g
脂質	0.1g
コレステロール	1mg

作り方

❶ 長ねぎは小口切りにし、のりは粗くちぎる。

❷ 鍋にだし汁としょうゆを入れて強火で煮立て、1の長ねぎを入れてひと煮したら、のりを加えて混ぜ、火を止める。

おすすめ食材 15

のりは毎日食べたい食材

のりにはアルギン酸やフコイダンなどの水溶性食物繊維が豊富。腸内の余分な脂質などを排出してコレステロールの上昇を抑えます。

キムチの酸味と
辛みが減塩に最適

調理時間
10分

きゅうりと
キムチのスープ

材料(2人分)

きゅうり	½本(50g)
わかめ（塩蔵）	20g
白菜キムチ	20g
しょうゆ	小さじ⅓
ごま油	小さじ1
水	1½カップ

▼この料理の
栄養価(1人分)

エネルギー	26kcal
塩分	0.8g
脂質	2.1g
コレステロール	0mg

作り方

❶ きゅうりは斜め薄切りにしてから、細切りにする。わかめはよく水洗いして、ひと口大に切る。キムチは粗く刻む。

❷ 鍋にごま油を中火で熱してキムチをさっと炒め、水を入れて強火で煮る。

❸ 煮立ったら1のきゅうりとわかめ、しょうゆを加えてひと煮して、器に盛る。

セロリと玉ねぎの
トマトスープ

材料(2人分)

ミニトマト	6個（90g）
セロリ	⅓本（40g）
玉ねぎ	⅑個（20g）
オリーブ油	小さじ1
コンソメ（顆粒）	小さじ½
水	1½カップ

▼この料理の
栄養価(1人分)

エネルギー	40kcal
塩分	0.6g
脂質	2.1g
コレステロール	0mg

作り方

1 ミニトマトは半分に切り、セロリと玉ねぎはそれぞれ粗みじん切りにする。

2 鍋にオリーブ油と**1**のセロリ、玉ねぎを入れて中火にかけ、透き通るまで炒める。水とコンソメを加え、煮立ったら、ミニトマトを加えて温まったら火を止める。

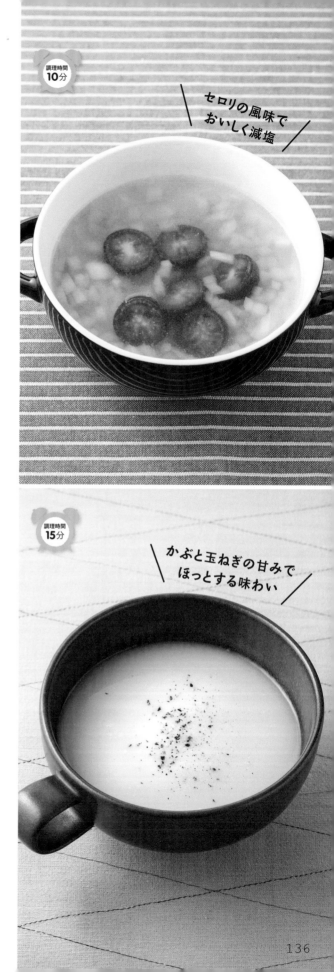

調理時間
10分

セロリの風味で
おいしく減塩

かぶのポタージュ

材料(2人分)

かぶ	1個（100g）
玉ねぎ	⅑個（20g）
オリーブ油	小さじ1
コンソメ（顆粒）	小さじ½
水	¾カップ
粗びき黒こしょう	適量

▼この料理の
栄養価(1人分)

エネルギー	33kcal
塩分	0.6g
脂質	2.1g
コレステロール	0mg

作り方

1 玉ねぎとかぶは、それぞれ薄切りにする※。

2 鍋にオリーブ油を中火で熱し、**1**の玉ねぎとかぶを入れてさっと炒める。弱火にして、ふたをして蒸らしながら1〜2分焼く。

3 水とコンソメを加えて2〜3分煮る。やわらかくなったら、ハンドミキサーで撹拌し、器に盛り、粗びきこしょうをふる。

※ハンドミキサーがない場合は、1で玉ねぎとかぶをすりおろしてから炒める。

調理時間
15分

かぶと玉ねぎの甘みで
ほっとする味わい

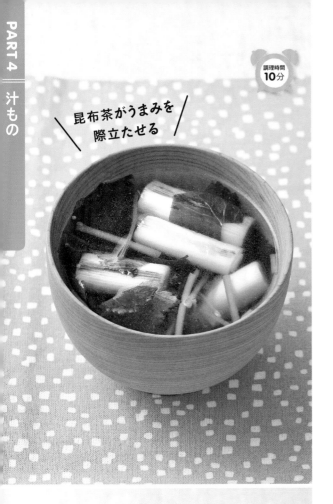

調理時間 **10分**

昆布茶がうまみを
際立たせる

焼きねぎと
三つ葉のすまし汁

材料(2人分)

長ねぎ	1本(60g)
三つ葉	⅓束(15g)
ごま油	小さじ1
だし汁	1½カップ
昆布茶(顆粒)	小さじ½(2g)

▼この料理の
栄養価(1人分)

エネルギー	34kcal
塩分	0.8g
脂質	2.1g
コレステロール	1mg

作り方

❶ 長ねぎは3㎝長さのぶつ切りにする。三つ葉は食べやすい長さに切る。

❷ 鍋にごま油を中火で熱し、1の長ねぎを転がしながら、焼き目がつくまで焼く。

❸ だし汁と昆布茶を加えて煮立て、そのまま1～2分煮て、1の三つ葉を加えて火を止め、器に盛る。

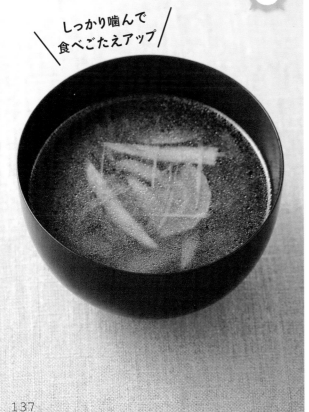

調理時間 **10分**

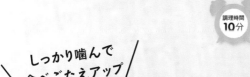

しっかり噛んで
食べごたえアップ

根菜汁

材料(2人分)

ごぼう	¼本(40g)
にんじん	⅑本(20g)
しょうが(せん切り)	½かけ(5g)
ごま油	小さじ1
だし汁	1½カップ
しょうゆ	小さじ1
みりん	小さじ½

▼この料理の
栄養価(1人分)

エネルギー	42kcal
塩分	0.7g
脂質	2.1g
コレステロール	0mg

作り方

❶ ごぼうは斜め薄切りに、にんじんは薄い半月切りにする。

❷ 鍋にごま油としょうがを入れて中火にかけ、1を入れてさっと炒める。

❸ だし汁としょうゆ、みりんを加えて煮立ったら2～3分煮る。

ツナのみぞれ汁

材料(2人分)

ツナ水煮(缶)	小½缶(40g)
大根	3㎝(80g)
だし汁	1½カップ
しょうゆ	小さじ½
水溶き片栗粉*	小さじ2
ゆずの皮	適量

▼この料理の栄養価(1人分)

エネルギー	29kcal
塩分	0.5g
脂質	0.2g
コレステロール	7mg

＊片栗粉：水＝1：1の割合で作る。

作り方

① 大根はおろす。

② 鍋にだし汁としょうゆを入れて煮立て、ツナを缶汁ごと加えて、水溶き片栗粉を溶き混ぜる。

③ とろみがついたら、汁けを軽くきった**1**の大根おろしを加えて温める。器に盛り、せん切りにしたゆずの皮を散らす。

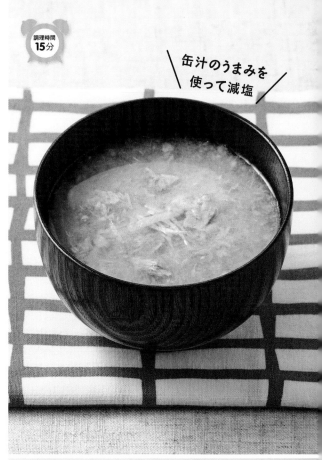

調理時間 **15分**

缶汁のうまみを使って減塩

たっぷりしょうがの しじみ汁

材料(2人分)

しじみ(殻つき・砂抜きしたもの)	200g
おろししょうが	小さじ2
酒	小さじ1
水	1½カップ
みそ	小さじ1

▼この料理の栄養価(1人分)

エネルギー	28kcal
塩分	0.5g
脂質	0.8g
コレステロール	25mg

作り方

① しじみは殻をこすり合わせてよく洗い、水けをきる。

② 鍋に**1**と酒、水を入れて強めの中火にかけ、アクをとる。みそとしょうがを溶き入れて、温まったら器に盛る。

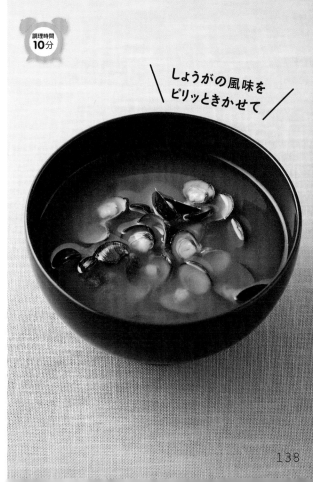

調理時間 **10分**

しょうがの風味をピリッときかせて

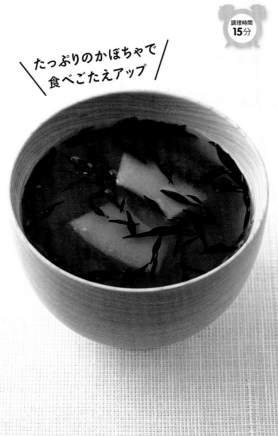

たっぷりのかぼちゃで
食べごたえアップ

調理時間
15分

かぼちゃと
ひじきのみそ汁

材料(2人分)

かぼちゃ	80g
ひじき(戻したもの)	20g
だし汁	1½カップ
みそ	小さじ1

▼この料理の
栄養価(1人分)

エネルギー	41kcal
塩分	0.5g
脂質	0.4g
コレステロール	0mg

作り方

❶ かぼちゃは薄切りにする。

❷ 鍋にだし汁と❶を入れて中火で煮立てる。ひじきを加えて4〜5分煮て、みそを溶き入れて温める。

おすすめ食材 16

かぼちゃは抗酸化成分が多い
かぼちゃには抗酸化成分が多く含まれます。そして皮に近い部分の栄養価が高いのが特徴。よく洗い、皮つきのまま調理します。

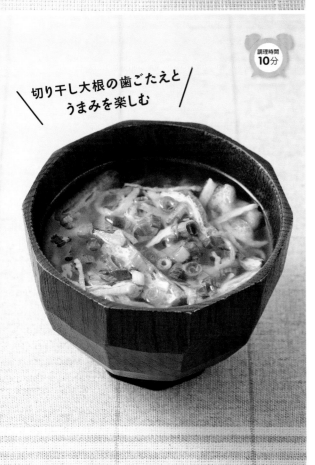

切り干し大根の歯ごたえと
うまみを楽しむ

調理時間
10分

油揚げと切り干し
大根のみそ汁

材料(2人分)

油揚げ	⅓枚 (13g)
切り干し大根	10g
小ねぎ	1本(5g)
だし汁	2カップ
みそ	小さじ1

▼この料理の
栄養価(1人分)

エネルギー	42kcal
塩分	0.7g
脂質	1.8g
コレステロール	0mg

作り方

❶ 油揚げは熱湯を回しかけて油抜きし、縦半分に切ってから細切りにする。切り干し大根は、キッチンばさみなどで食べやすい長さに切る。

❷ 鍋にだし汁と❶の切り干し大根を入れて強火にかけ、煮立ったら中火にし、油揚げを加えて2分ほど煮る。

❸ みそを溶き入れて、小口切りにした小ねぎを散らす。

column 2

コレステロール値改善に役立つ外食のルール

忙しいときやたまの楽しみ、人づき合いなどで外食をすることもあるでしょう。
この5つのルールを守って、上手に外食とつき合いましょう。

ルール1　 できるだけ和定食を選ぶ

和食は青魚や野菜、きのこ、海藻、大豆製品など、コレステロール値を下げる効果がある食品を多くとることができます。洋食と比較して動物性脂肪が少なく、全体的にエネルギー量も少なくなります。ただし、和食に塩分が多いことは忘れずに。みそ汁や漬け物などは食べすぎないようにします。

ルール2　定食・丼もの・麺類に野菜を追加する

外食では野菜の量が不足しがち。定食などに野菜の小鉢やサラダを追加したり、具材に野菜をたくさん使ったメニューを選ぶようにして、栄養バランスを整えるようにしましょう。さらに、野菜から先に食べるようにすると、食べすぎや血糖値の急上昇を防ぐことができます。

ルール3　 ごはんはふつう盛りに。玄米や胚芽米がおすすめ

ごはんを食べすぎると、中性脂肪値や血糖値が高くなったり、肥満を招きます。外食ではふつう盛りを心がけましょう。できれば玄米や胚芽米などを選びましょう。玄米や胚芽米には白米の2～4倍の食物繊維が含まれているうえ、歯ごたえがあるため、よくかんで食べることができます。量が少なく感じる場合は、野菜を追加します。

ルール4　 栄養のバランスを考慮した食事を選べるお店をチェック

和食や野菜の多い食事をとる習慣をつけるためには、まず、そういった食事を選べるお店を探すことから始めましょう。和定食が食べられたり、野菜がたくさん入った小鉢などを追加注文できるかどうかチェックを。そのほか、できあいのものを買って帰りたい場合に、野菜の総菜が選べるお店を探しておくとよいでしょう。

ルール5　 携帯用ドレッシングを持ち歩く

せっかく野菜サラダを食べても、ドレッシングに油や塩分がたっぷり入っていては意味がありません。レモン果汁などの小びんを持ち歩いたり、1食分がパックされたノンオイルドレッシングを持ち歩くようにすると、脂質やエネルギー量を気にせずに野菜をたくさん食べられます。

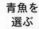

青魚を選ぶ　　野菜の小鉢を追加する

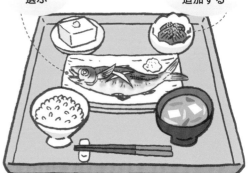

PART 5

手作りだから安心！

デザート
レシピ

デザートは、適正エネルギーがたりないとき、
ちょっと甘いものが食べたいときに便利です。おやつとして食べるのではなく、
食事のときに食べるのが原則。フルーツをアレンジしたデザートや
フルーツたっぷりのジェラートなど、10品を紹介しています。

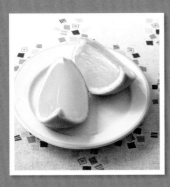
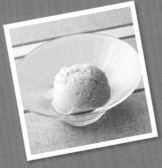

とろりん杏仁

調理時間 **15分** （冷やし固める時間は除く）

材料(2人分)

牛乳(低脂肪)	¾カップ
豆乳(無調整)	¾カップ
りんごジュース(果汁100%)	大さじ2
粉ゼラチン	5g
アーモンドエッセンス	少々
A 水	½カップ
ダイエット甘味料	砂糖15g分
レモン汁	大さじ½
クコの実	適宜

▼この料理の栄養価(1人分)

エネルギー	81kcal
塩分	0.1g
脂質	2.3g
コレステロール	5mg

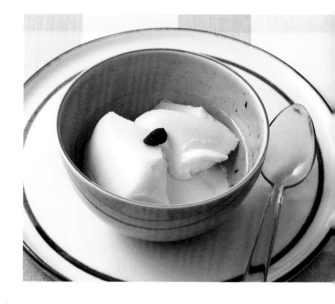

作り方

1 粉ゼラチンはりんごジュースにふり入れてふやかしておく。

2 **A**を混ぜて溶かし、冷蔵室で冷やしておく。

3 鍋に牛乳と豆乳を入れ、かき混ぜながら中火で温める。温まったら火を止めて、**1**を加えてゼラチンを溶かし、アーモンドエッセンスを加える。粗熱がとれたら、耐熱容器に入れて、冷蔵室で2～3時間冷やし固める。

4 **3**をスプーンですくって器にとり分けて、**2**をかけ、あればクコの実を飾る。

フローズンマンゴーヨーグルト

調理時間 **15分** （水きりの時間と冷やし固める時間は除く）

材料(作りやすい分量：3人分)

プレーンヨーグルト	300g
冷凍マンゴー	100g
牛乳(低脂肪)	¼カップ
ダイエット甘味料	砂糖40g分

▼この料理の栄養価(1人分)

エネルギー	86kcal
塩分	0.1g
脂質	3.2g
コレステロール	13mg

作りおき
冷凍：**2週間**

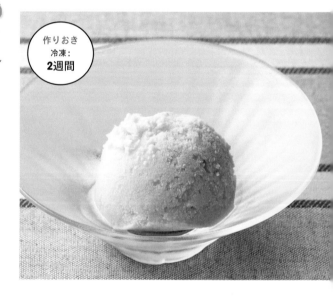

作り方

1 ざるにペーパータオルを敷き、ヨーグルトを入れる。ペーパータオルをのせ、小皿などで重しをし、ヨーグルトの重さが200gくらいになるまで、水きりをする。

2 残りの材料と**1**をミキサーに入れて、なめらかになるように攪拌する。

3 **2**をボウルやバットなどに流し込み、冷凍室に入れて凍らせる。1～2時間ほどしてシャーベット状になったところでとり出して混ぜる。再び冷凍室に入れ、1時間程度を目安にとり出して混ぜる。これを3～4回繰り返して冷やし固める。

蒸しりんご

調理時間 **30分**

材料（2人分）

りんご（あれば紅玉）	小1個（200g）
A レーズン	大さじ1（15g）
ダイエット甘味料	砂糖10g分
レモン汁	小さじ1
シナモンパウダー	少々
バター（食塩不使用）	4g

▼この料理の栄養価（1人分）

エネルギー	95kcal
塩分	0.0g
脂質	2.0g
コレステロール	4mg

作り方

 ボウルに **A** を入れて混ぜる。

② りんごは皮つきのまま縦半分に切って、芯の部分をくりぬく。**1**を詰めて、バターをちぎってのせる。

③ 蒸気の上がった蒸し器で、強火で20分蒸す。電子レンジ（600W）ならラップをかけて2〜3分加熱する。

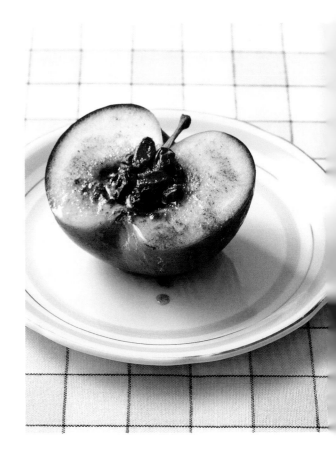

オレンジゼリー

調理時間 **15分** （冷やし固める時間は除く）

材料（2人分）

オレンジ	1個（120g）
ダイエット甘味料	砂糖25g分
粉ゼラチン	2.5g
水	大さじ1
白ワイン	小さじ1

▼この料理の栄養価（1人分）

エネルギー	32kcal
塩分	0.1g
脂質	0.1g
コレステロール	0mg

作り方

① 小さなボウルに水と白ワインを混ぜ、粉ゼラチンをふり入れてふやかしておく。

② オレンジは縦半分に切り、スプーンでくりぬいて、果汁をしぼる。

③ 果汁に水を合わせて130mlにして鍋に入れる。ダイエット甘味料を加えて弱火にかけて溶かし、火を止める。**1**を加えて溶かし混ぜ、粗熱がとれたら**2**の皮に流し入れ、冷蔵室で1〜2時間冷やし固める。

④ 食べやすく切り分けて器に盛る。

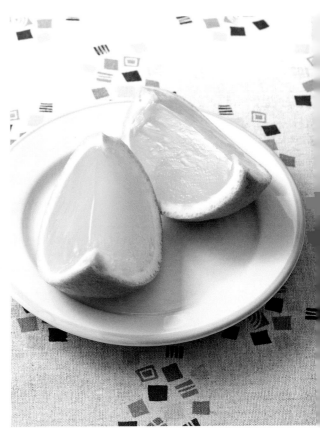

いもようかん

調理時間 **30分** （冷やし固める時間は除く）

材料（作りやすい分量：5人分）

さつまいも	1本（正味300g）
粉寒天	小さじ1（2g）
水	¾カップ
ダイエット甘味料	砂糖30g分

▼この料理の栄養価（1人分）

エネルギー	76kcal
塩分	0.0g
脂質	0.1g
コレステロール	0mg

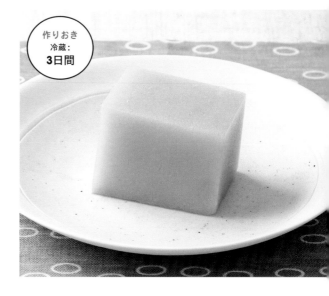

作りおき
冷蔵：
3日間

作り方

1 さつまいもは皮をむいて1cm厚さの輪切りにしてボウルに入れ、10分程度水（分量外）にさらしておく。水けをきって鍋に入れ、ひたひたの水（分量外）を入れて、竹串がスッと通るくらいまで煮る。ざるにあげて、マッシャーなどでつぶしておく。

2 鍋に分量の水を入れ粉寒天をふり入れて、かき混ぜながら中火で煮て、ふつふつしてきたら1〜2分煮て火を止める。ダイエット甘味料を加えて溶かし混ぜる。

3 2に1を加えてなめらかになるまで混ぜ、再び中火にかけて水分をとばしながら煮る。ぽってりとなめらかになったら、火からおろして、型などに入れる。粗熱がとれたら、冷蔵室で30分〜1時間冷やし固める。

4 食べやすい大きさに切り分けて、器に盛る。

豆乳抹茶プリン

調理時間 **15分** （冷やし固める時間は除く）

材料（作りやすい分量：3人分）

豆乳（無調整）	1½カップ
ダイエット甘味料	砂糖50g分
粉ゼラチン	5g
水	大さじ1
ゆであずき	小さじ4
抹茶	小さじ2
熱湯	大さじ3

▼この料理の栄養価（1人分）

エネルギー	68kcal
塩分	0.0g
脂質	2.1g
コレステロール	0mg

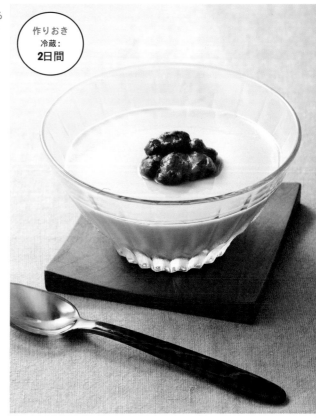

作りおき
冷蔵：
2日間

作り方

1 抹茶は熱湯を少しずつ加えて、だまが残らないように、なめらかになるまで混ぜる。

2 粉ゼラチンは水に入れてふやかしておく。

3 鍋に豆乳とダイエット甘味料を入れて中火で温めながら溶かす。溶けたら火を止めて2のゼラチンと1の抹茶を加えて混ぜる。

4 粗熱がとれたら、こしながら器に流し入れ、冷蔵室で2〜3時間冷やし固めて、ゆであずきをのせる。

ココア蒸しパン

調理時間 **30分**

材料(作りやすい分量：4人分)

卵	1個(50g)
砂糖	大さじ1
ダイエット甘味料	砂糖40g分
絹ごし豆腐	⅓丁(100g)
ピュアココア	大さじ½
A 薄力粉	80g
┴ ベーキングパウダー	小さじ1

▼この料理の栄養価(1人分)

エネルギー	102kcal
塩分	0.2g
脂質	2.4g
コレステロール	46mg

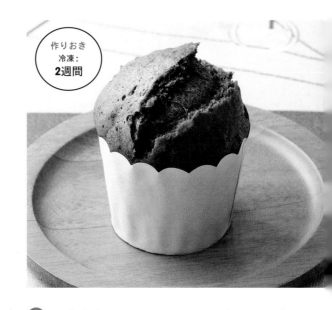

作りおき
冷凍：**2週間**

作り方

❶ 豆腐は電子レンジ（600W）で2分程度加熱して水きりする。

❷ ボウルに卵、砂糖、ココアを入れて、ハンドミキサーなどでなめらかになるまで混ぜる。**1**を加えて豆腐のかたまりがなくなってなめらかになるまで混ぜ、ダイエット甘味料を加えてさらに混ぜる。

❸ **A**を合わせて、**2**にふるい入れ、ヘラなどでさっくりと混ぜ合わせる。

❹ 製菓用のカップなどに**3**の生地を八分目まで入れて、蒸気の上がった蒸し器に入れて強火で15分蒸す。

ベイクドチーズケーキ

調理時間 **55分** （焼く時間は除く）

材料(直径15cmの丸型1個分・6人分)

卵	2個(100g)
砂糖	30g
ダイエット甘味料	砂糖50g分
A カッテージチーズ（裏ごしタイプ）	150g
┬ プレーンヨーグルト	100g
┴ レモン汁	小さじ2
薄力粉	30g

▼この料理の栄養価(1人分)

エネルギー	95kcal
塩分	0.4g
脂質	4.1g
コレステロール	82mg

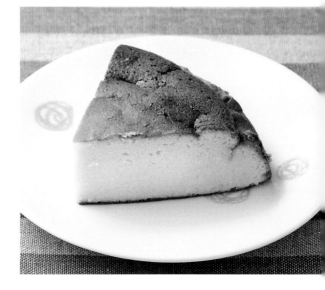

作り方

❶ 卵は卵白と卵黄に分けて、それぞれをボウルに入れる。卵白に砂糖を入れて、泡立て器で角が立つまで泡立てメレンゲを作る。

❷ 卵黄の入ったボウルにダイエット甘味料を入れて、なめらかになるまで混ぜたら、**A**を加えてさらになめらかになるまで混ぜる。

❸ **2**に薄力粉をふるいながら入れて混ぜ、なじんだら、**1**のメレンゲの半分を加えてヘラなどで切るように混ぜる。最後に残りのメレンゲを加えて大きくつやが出るように混ぜ、型に流し入れて、170℃に予熱したオーブンで40分焼く。粗熱がとれたら切り分ける。

バナナマシュマロ

調理時間 **10分**

材料(2人分)

バナナ	1本(100g)
シナモンパウダー	少々
マシュマロ	8個(30g)

● この料理の栄養価(1人分)

エネルギー	97kcal
塩分	0.1g
脂質	0.1g
コレステロール	0mg

作り方

1 バナナは斜め薄切りにする。

2 耐熱皿などに**1**を入れてマシュマロをのせ、シナモンパウダーをふる。

3 オーブントースターで、マシュマロがこんがりと焼けるまで5〜7分程度焼く。

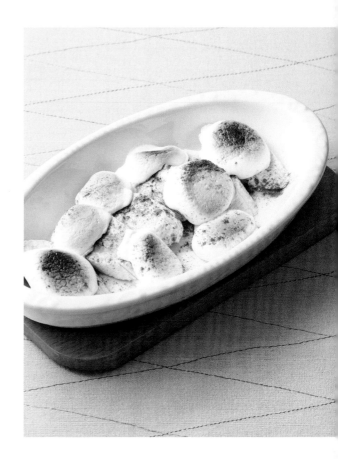

おすすめ食材 19

バナナはコレステロールの上昇を抑える

バナナに含まれるビタミンCには、コレステロール値の上昇を抑え、皮膚や血管を強くする、抗酸化作用などの効果が期待できます。

グレープフルーツのヨーグルトクラフティ

調理時間 **35分**

材料(2人分)

グレープフルーツ(ルビー)	½個(60g)
卵	1個(50g)
プレーンヨーグルト	50g
牛乳(低脂肪)	¼カップ
ダイエット甘味料	砂糖30〜40g分
薄力粉	大さじ1

● この料理の栄養価(1人分)

エネルギー	88kcal
塩分	0.2g
脂質	3.7g
コレステロール	97mg

作り方

1 グレープフルーツは皮をむき、果肉を小房から出しておく。

2 ボウルに卵を溶きほぐし、ヨーグルト、牛乳、ダイエット甘味料を加えて、泡立て器でなめらかになるまで混ぜる。薄力粉を茶こしなどでふるって加え、ヘラなどでさっくりと混ぜる。

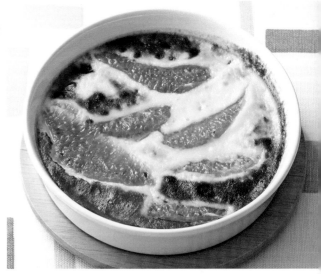

3 耐熱皿に**2**を流し入れ、**1**のグレープフルーツをのせて、オーブントースターで20〜25分焼く(途中、焦げそうになったらアルミホイルなどをかぶせる)。

PART 6

仕組みを知ることが治療の第一歩

コレステロール・中性脂肪を知ろう

コレステロールや中性脂肪がどんなもので、
それらの値が高くなったときに
どんな治療が必要なのかを理解することは、
治療を前向きに続けていくモチベーションにつながります。
このパートで、正しい知識を身につけましょう。

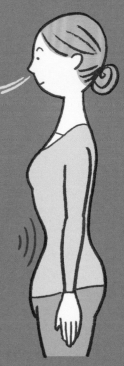

LDL、HDLがコレステロールを運ぶ

体内のコレステロールは約30%を食べ物から取り入れる

体内のコレステロールの一部は食べ物がもとになっている。食べ物に含まれているコレステロールは、胆汁などのはたらきによって小腸や十二指腸から吸収され、血流にのって全身に運ばれる。

コレステロール
食べ物

吸収

肝臓

コレステロール

合成

小腸

吸収

コレステロール

胆汁

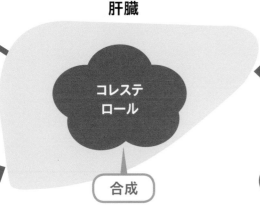

体内のコレステロールは約70%を肝臓で合成する

小腸で吸収されたコレステロールは、カイミクロンと呼ばれるリポたんぱくにのって肝臓へ運ばれる。体内のコレステロールは体内のあらゆる細胞で合成されるが、肝臓で合成されるものがもっとも多い。

食べ物の消化や吸収を助ける胆汁は、コレステロールを含む。胆汁中のコレステロールは小腸で再吸収される。

コレステロールや中性脂肪は、本来、生命維持に不可欠な物質。しかし血中脂質のバランスがくずれると脂質異常症になり、動脈硬化が進行します。

コレステロールは細胞膜やホルモンなどの材料に

「コレステロール値が高いと体に悪い」ということがよく知られているため、悪いものというイメージを持たれがちなコレステロールですが、実は生きるうえで欠かせない物質です。

コレステロールは、血液中に含まれる脂質のひとつです。細胞膜や副腎皮質ホルモン、性ホルモン、骨をつくるビタミンD、胆汁酸などといった、体を形づくったり、生命維持に欠かせないものの材料となります。

しかし、生活習慣の乱れなどが続いてコレステロールが増えすぎるなど、血中脂質のバランスがくずれると、動脈硬化を引き起こして心臓病や脳卒中などの命にかかわる病気を招くことがあります。

VLDLはリポたんぱくのひとつで、約55%が中性脂肪で構成されている。VLDL中の中性脂肪が脂肪細胞に運ばれると、VLDLはコレステロールの割合が高いLDLに変化する。

VLDL

LDLはコレステロールを全身に運ぶ

肝臓で合成されたコレステロールを全身に運ぶ。増えすぎると血管壁に入り込み、コレステロールのかたまりとなって動脈硬化を進行させるため、"悪玉"とも呼ばれる。約45%がコレステロールで構成されている。

コレステロール

LDL

全身の細胞

運搬

血液中のリポたんぱくが全身に脂質を運ぶ

脂質であるコレステロールは血液に溶けにくい。そのため、水になじみやすい物質に覆われた「リポたんぱく」という粒子になり、血液中を運ばれていく。リポたんぱくには、コレステロールや中性脂肪などいくつか種類があり、大きさや重さ、構成成分の割合によって分かれる。

回収

HDLは余分なコレステロールを回収する

血液中に増えすぎたコレステロールや、血管壁に入り込んだコレステロールを回収し、肝臓へ戻す。動脈硬化を防ぐため、"善玉"とも呼ばれる。主に肝臓でつくられ、約30%がコレステロールで構成されている。

HDL

コレステロール

中性脂肪は体のエネルギー源のひとつ

血中脂質の種類には、コレステロールのほか、中性脂肪があります。

中性脂肪は本来、体のエネルギー源として利用されるものです。食べすぎや運動不足などによって、中性脂肪がエネルギーとして消費できないと、血液中の中性脂肪値が上がります。すると皮下脂肪や内臓脂肪として蓄えられ、肥満を引き起こすのも中性脂肪です。

また、体内に中性脂肪が増えすぎるとコレステロール値が悪化するということがわかっています。体内で中性脂肪が増えると、肝臓でVLDLが作られるようになります。VLDLはLDLに変化するため、中性脂肪が増えると結果的にLDLが増えるのです。そのほかにも、血液中のHDLが減ったり、動脈硬化を進める〝超悪玉〟の小型LDLが増えるなどの問題が出てきます。そのため、コレステロール値だけでなく、中性脂肪値にも十分注意する必要があるのです。

血液中に余分なコレステロールが増えると、動脈硬化が進行します。放置すると、心筋梗塞や脳梗塞などのリスクが高くなります。

主に生活習慣の乱れによって起こり、重大な病気を招く

食生活の乱れ

運動不足

悪い生活習慣

など

コレステロール値・
中性脂肪値が異常になる

脂質異常症

①〜④のいずれか1つに当てはまると脂質異常症

① LDLコレステロール
140mg/dL 以上

② HDLコレステロール
40mg/dL 未満

③ 中性脂肪
150mg/dL 以上

④ non-HDLコレステロール*
170mg/dL 以上

＊総コレステロール値から HDL コレステロール値を引いた数値。食後に採血したときや、中性脂肪値が 400mg ／ dL 以上の場合に使用。

コレステロール値が高いのは
脂質異常症という病気

LDLコレステロール値や中性脂肪値が高くなったり、HDLコレステロール値が低くなったりすると、脂質異常症と診断されます。

血液中のLDLコレステロールが増加すると、血管壁にコレステロールが入り込んで、気づかないあいだに動脈硬化が進行します。

LDLコレステロール値は「140mg／dL以上」だと治療が必要です。しかし、140mg／dL未満でも、糖尿病や慢性腎臓病などの疾患があると、狭心症や心筋梗塞などを起こしやすくなるため、必要に応じて治療を行います。

治療は、基本的に食生活など生活習慣の改善から始めます。それでも改善しない場合は薬物治療を行います。

LDL コレステロールが血管内に入り込み、血管の動脈硬化が進行

余った LDL が血管壁に入り込んで、コレステロールのかたまり（コブ）をつくる。これが動脈硬化。コブによって血管の内腔が狭くなったり、血栓ができたりすると、血流が滞り、その先の組織に影響を及ぼす。

血栓　　　　　　　LDL

コレステロールの
かたまり（コブ）

LDL が
血管壁に
入り込む

血管に
コブができる

放置して
いると……

血栓ができて詰まる

動脈硬化は全身に起こり、さまざまな病気を招く。心臓の血管で起こった場合は、心筋梗塞や狭心症になり、脳の血管で起こった場合は、脳梗塞になる。そのほか、腎臓、大動脈、脚などの血管で動脈硬化が進行した場合でも、深刻な病気を引き起こすことがある。

**命にかかわる病気を
引き起こす**

脳梗塞

心筋梗塞　　**狭心症**

慢性腎臓病

など

"ちょっと高め" でも油断は禁物

コレステロール値は高くても自覚症状がないことが多く、放置してしまいがちです。しかし、そのあいだにも血管の動脈硬化は進行します。

動脈硬化が進むと、LDLが血管壁に入り込み、コレステロールのかたまりをつくります。そのかたまりによって血管の内腔がせまくなって血流不足を起こしたり、かたまりが破れたところにできた血栓が内腔を塞いだりします。そのため血流が滞ったところでは、先にある細胞に酸素や栄養が届かなくなり、さまざまな障害が起きます。

特に、心臓や脳などで起こった場合には、命にかかわったり、後遺症が残る危険性もあるため、注意が必要です。

こうした、脂質異常症が関係する、命にかかわる病気を防ぐためにも、食事を改善したり、運動不足を解消するなどして、脂質異常症を予防・改善することが大切です。

運動や睡眠を改善することでも、コレステロール値は改善できます。今の生活を見直し、できることから始めてみましょう。

歩くだけ、階段をのぼるだけで余分なコレステロールが減る

平日

オフィスでできる運動

☑ 自分のフロアまで階段で上がる
☑ 自分でコピーをとりに行く
☑ ランチに行くときは遠い店に
☑ ほかの階のトイレを使う

帰宅後

自宅でできる運動

☑ 家事をテキパキとこなす
☑ 踏み台をのぼりおりする

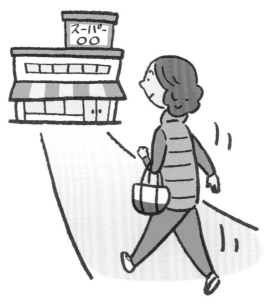

忙しいときも、工夫次第で運動量は増やせる。買い物に車を使わずに歩いていくようにするだけでも効果がある。

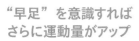

"早足"を意識すればさらに運動量がアップ

かなり速く歩く（107m/分）場合と、散歩などのほどほどの速さで歩く（75〜85m/分）場合を比較すると、運動量が約1.4倍アップする。階段も速くのぼると、ゆっくりのぼったときに比べて活動量が2倍以上になる。

休日

時間がとれるときに行いたい運動

☑ ウォーキング　☑ ジョギング
☑ 水泳

"有酸素運動""6〜7時間睡眠"でコレステロール値が安定する

コレステロール値を改善するためには、食生活の改善が大切ですが、運動や睡眠などといった生活習慣を改善することでも数値がよくなることがわかっています。

運動にはHDLコレステロール値を上げる効果があります。なかでも効果が高いのが、ウォーキングや水泳などといった有酸素運動。1日30分以上行うのが理想的です。なかなか運動の時間がとれないという人は日常生活のなかで歩く時間を増やしてみましょう。

また、適切な睡眠時間にすることも大切です。睡眠不足になると交感神経が活発になって、ストレスが続くと増えるストレスホルモンが増加するため、中性脂肪値が高くなったりHDLコレステロー

「おなかをへこませるだけ筋トレ」でコレステロール値が安定する

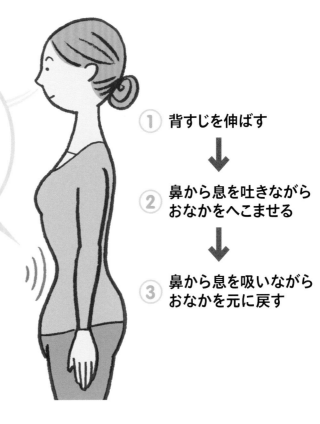

ドローイン

おなかの内側の筋肉を鍛え、内臓脂肪を減らす

コレステロール値の改善には、ウォーキングなどの有酸素運動が基本だが、筋トレをして脂を燃やすのもおすすめ。おなかをへこませるだけで、おなかの奥にある筋肉を鍛えることができる「ドローイン」を毎日の運動に取り入れてみよう。

① 背すじを伸ばす

↓

② 鼻から息を吐きながらおなかをへこませる

↓

③ 鼻から息を吸いながらおなかを元に戻す

1日1回、体重や腹囲をはかる習慣をつけよう

体重や腹囲を1日1回はかって数値を意識すると、減量が成功しやすくなる。減量の目標は、3～6か月で体重、ウエストとも3～5％減。「1～2か月で体重1kg減、ウエスト1cm減」と考えて、気楽に取り組もう。

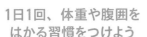

目標

☑ 1秒に2回のペースで行う
☑ 1日に20回行う

慣れるまでは1秒に1回のペースで行う。道具がいらないので、オフィスのデスクや通勤時の信号待ち、電車の待ち時間など、気づいたときに行える。

女性は更年期以降のコレステロール値に注意

閉経前の女性は、女性ホルモンのおかげでコレステロール値の上昇を抑えることができ、動脈硬化も進みにくくなっています。しかし、閉経後に女性ホルモンの分泌が減ると、LDLコレステロール値が上がります。

若いころは問題がなくても、閉経後に生活習慣の影響が急激に表れやすくなります。油断すると危険なので、生活習慣の改善から始めてみましょう。

ル値が低下したりします。血中脂質の数値がもっともよいのは、睡眠時間が6～7時間のとき。睡眠時間が長すぎても数値は悪くなります。

寝つきが悪い人は、朝起きたら日光を浴びるようにしたり、寝る前はリラックスできるよう、スマートフォンやパソコンを寝室に持ち込まない、などの対策をとってみましょう。睡眠の質を悪くするものとして、肥満の人がなりやすい睡眠時無呼吸症候群にも注意が必要です。

エネルギー量順索引の続き（P156からご覧ください）

エネルギー量順索引

主菜、副菜などのカテゴリごとに、エネルギーの少ない順に並べています。
エネルギー量から献立を組み立てるときに便利です。

食材別索引

レシピのなかでメインに使われている材料の索引です。家にある食材からメニューを選ぶときなどに活用してください。肉、野菜などのカテゴリごとに、五十音順に並べています。

STAFF
撮影　　　　　　　　安井真喜子
スタイリング　　　　宮澤由香
装丁・本文デザイン　伊藤 悠・工藤亜矢子（OKAPPA DESIGN）
イラスト　　　　　　中村知史
校正　　　　　　　　渡邉郁夫
編集協力　　　　　　オフィス201
撮影協力　　　　　　UTUWA

監修 **横手幸太郎** （よこて　こうたろう）

医学博士。千葉大学大学院医学研究院内分泌代謝・血液・老年内科学教授。千葉大学副学長。千葉大学医学部附属病院病院長。
1963年生まれ。1988年千葉大学医学部卒業。専門は、内科学。特に脂質異常症、糖尿病、高齢者の病気など。『NHKきょうの健康　本気で動脈硬化予防！　コレステロール対策』（NHK出版）、『今すぐできる！　最新版コレステロールを下げる40のルール』（学研）など著書、監修書多数。

料理 **金丸絵里加** （かなまる　えりか）

管理栄養士、料理研究家、フードコーディネーター。
女子栄養大学講師。健康的な食生活のためのレシピの提案、栄養指導、飲食店のメニュー開発などにも携わっている。『糖尿病の基本の食事』（ともに学研）、『手作り健康酢バイブル』（主婦の友社）、『365日のサラダ』（永岡書店）など著書・監修書多数。

最新改訂版　計算いらず
コレステロール・中性脂肪対策のおいしいレシピ
2021年10月12日　第1刷発行

発行人　　中村公則
編集人　　滝口勝弘
発行所　　株式会社　学研プラス
　　　　　〒141-8415　東京都品川区西五反田2-11-8
印刷所　　大日本印刷株式会社

●この本に関する各種お問い合わせ先
本の内容については、下記サイトの問い合わせフォームよりお願いします。
　https://gakken-plus.co.jp/contact/
在庫については　Tel 03-6431-1250（販売部）
不良品（落丁、乱丁）については　Tel 0570-000577
　学研業務センター　〒354-0045 埼玉県入間郡三芳町上富279-1
上記以外のお問い合わせは　Tel 0570-056-710（学研グループ総合案内）